"硒"望之光
——硒与人体健康

王治伦　张　锐　编著
中国保健协会科普教育分会　组织编写

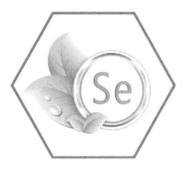

U0206314

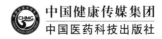

中国健康传媒集团
中国医药科技出版社

内 容 提 要

硒是世界卫生组织确定的不可再生的人体必须微量元素，与人体健康关系十分密切。我国在硒与健康的理论研究、富硒资源开发利用和富硒产业创新发展等方面做了一系列卓有成效的工作。本书从硒的发现和命名、发布情况、化学形态及性质、代谢过程、功能、与健康和疾病的关系、检测方法、国家及行业和地方标准、重大科研成果、安全摄入量等方面系统介绍了硒相关的科学知识。全书图文并茂，科学严谨，简明扼要，通俗易懂，可供广大读者参考阅读。

图书在版编目（CIP）数据

"硒"望之光：硒与人体健康/王治伦，张锐编著.—北京：中国医药科技出版社，2023.5
（2025.2重印）.

ISBN 978-7-5214-3810-9

Ⅰ.①硒…　Ⅱ.①王…　②张…　Ⅲ.①硒–关系–健康–普及读物　Ⅳ.①R151.2–49

中国国家版本馆CIP数据核字（2023）第063099号

美术编辑　陈君杞
版式设计　友全图文

出版　**中国健康传媒集团** | 中国医药科技出版社
地址　北京市海淀区文慧园北路甲22号
邮编　100082
电话　发行：010-62227427　邮购：010-62236938
网址　www.cmstp.com
规格　710×1000mm $\frac{1}{16}$
印张　7 $\frac{1}{2}$
字数　82千字
版次　2023年5月第1版
印次　2025年2月第4次印刷
印刷　北京印刷集团有限责任公司
经销　全国各地新华书店
书号　ISBN 978-7-5214-3810-9
定价　**35.00元**

获取新书信息、投稿、
为图书纠错，请扫码
联系我们。

　　我从事硒与健康关系的研究五十多年了，与莫东旭教授完成的
《硒与大骨节病研究》获得了硒研究的最高国际奖——"克劳斯·施瓦
茨奖"，这使我深刻认识到硒元素对人体健康的确有非常重要的作用。
硒元素是世界卫生组织确定的人体必需微量元素。通过五十多年的研
究发现硒有五大基本作用，即抗氧化、清除自由基、抗毒、提高免疫
力、参与新陈代谢等。硒元素在促进生长发育、延缓机体衰老、协助
预防疾病、协助养生保健等方面具有十分重要而独特的作用。由此可
见，硒与人体健康密不可分。因此，做好硒与人体健康科学知识的宣
传教育和科学普及工作十分重要。

　　目前，国内外对硒与健康的关系进行了广泛和深入的研究，并取
得了许多进展。然而，硒与健康和疾病的关系研究资料浩瀚如海，缺
乏系统和完整的归纳整理，因此硒与健康的关系以及硒在疾病防治中
的作用需要科学总结。另外，目前还没有关于疾病防治中补充硒的指
导方针（仅有中国营养学会多年前提出的推荐补硒参考值），缺少补硒
所适用的各种不同疾病类型及纳入和排除标准、不同硒产品的化学形
式及其作用和补硒剂量、不同疾病的补硒剂量和持续时间，以及可能
出现的不良反应等方面的标准和规范，而这正是广大人民群众迫切需
要知道的科普知识。因此，我和张锐研究员从社会需求出发，怀着强

烈的使命感和责任心编写了《"硒"望之光——硒与人体健康》一书。

本书认真负责地回答了硒是什么、硒有什么作用；深入细致地研究和总结了硒与多种疾病的关系；全面系统地介绍了硒与这些疾病相关的流行病学调查研究、动物实验、人体内外的细胞学和分子生物学实验，硒在这些疾病中的作用机制；以及硒协助防治这些疾病的效果和案例。另外，本书还介绍了能协助防治疾病的硒产品的化学形式和推荐剂量，并汇集了我国硒与健康和疾病关系研究的主要成果和经验。全书内容以科学为本，实事求是，注重实效，内容丰富，资料新颖，深入浅出，语言文字通俗易懂。

因为当前许多人对硒是什么还不了解，不知道该不该补硒，怎样才能科学补硒，所以我真心地把本书推荐给广大读者，期望可以帮助读者解决硒与健康的相关问题。本书不但适合医学和科研工作者参考和借鉴，而且也可作为硒与健康的科普知识读本，供广大读者阅读参考，希望本书可以为大家提供具体可行的帮助。

衷心感谢中国保健协会科普教育分会于菁会长在本书的编写、出版过程中给予的大力支持和帮助！也衷心希望广大研究工作者在硒与疾病关系研究方面继续努力、不断创新，共同促进富硒产业的可持续良性发展，为人民健康做出更大的贡献！

由于时间关系和知识所限，硒与疾病的关系还有许多问题需要研究和解决，本书难免有不足之处，衷心希望大家不吝指出，以便今后进一步修改补充。

王治伦

2023 年 2 月

目 录

上篇

《硒与大骨节病研究》获
"克劳斯·施瓦茨奖"成果

迄今为止，我国科学家总共获得国际生物无机化学家协会为硒与人体健康设立的"克劳斯·施瓦茨奖"3次，为国家增光！我是获奖人之一。为了这个不能忘却的纪念，现将《硒与大骨节病研究》成果报告如下。

1972年，我和莫东旭教授用大骨节病（KBD）病区水粮饲养大白鼠的实验中，出现39.71%的大白鼠死于急性大片肝坏死。追查原因时，检测了所用KBD病区水粮中的微量元素，首次发现KBD病区水粮硒含量均明显低于非病区。这引起了我们对硒与大骨节病关系研究的重视，从此硒与KBD关系成为我们重点研究的问题。我们的研究工作涉及KBD的病因、发病机制、诊断、防治等最基本的方面，包括KBD内外环境流行病学、临床诊断、病理学、X线学、分子生物学、生物化学、微量元素及硒学、血液酶学、骨与软骨代谢、肌肉代谢、预防与治疗诸多方面研究。这些研究成果与经验是我们承担的国家"六五""七五""八五"科技攻关项目，国家自然科学基金重点项目和多个面上项目，国家科技惠民项目等多个科技项目做支撑的结晶，至今已发表论文数百篇，并获得多个国家省部级科技成果。

一、大骨节病概况

（一）大骨节病的命名

1849年，在俄国乌洛夫河流域发现了大骨节病，为了纪念Kashin

和Beck对大骨节病研究的贡献，国际上把大骨节病称为"Kashin –Beck Disease"，简称"KBD"。中国称为"大骨节病""柳拐子病""算盘指病"等。

（二）大骨节病的流行概况

大骨节病主要发生在中国，俄罗斯西伯利亚和朝鲜北部山区有少量分布。在中国，从东北到西南斜长地带的黑龙江、吉林、辽宁、内蒙古、北京、山西、山东、河北、河南、陕西、甘肃、青海、四川、西藏等14个省、市、自治区，366个市、县、旗流行该病，这个区域的居民有3亿多人，病区受威胁人口达4000多万人，成年患者现在还有200多万人。

（三）大骨节病的发生过程

人体绝大多数骨头都是由软骨产生，由软骨变成骨，称为"软骨内化骨"。人体依靠这种软骨内化骨产生骨骼，使骨的长度不断增加，使人体的长骨不断变长，个子长高。靠近关节的地方有一个骺板软骨，它主宰软骨内化骨，处于生长发育期的青少年儿童，软骨内化骨最活跃的地方是骺板软骨和关节软骨。当KBD发生时，病因使青少年儿童的骺板软骨和关节软骨发生变性和坏死，软骨内化骨过程遭到破坏，骨骼的生长发育也随之发生障碍，导致骨端发生变形和粗大，骨关节也随之增粗、变形，出现骨质破坏、身材矮小、残疾、关节疼痛和运动障碍（图1）。

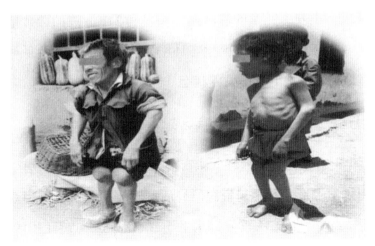

图1　大骨节病患者

（四）大骨节病的危害

大骨节病在中国的病区广、病情重、危害大，对病区人民群众的生活和生产造成严重影响。

二、硒与KBD的内外环境流行病学研究

（一）研究概况

我作为国家卫生健康委员会地方病专家委员会副主任委员暨全国大骨节病学组组长、中华医学会地方病学会副主任委员暨大骨节病学科组组长，参加了全国KBD病情连续动态检测。全国18年KBD的流行病学调查发现：我国KBD病情呈地方性发病，KBD病区范围未变。全国KBD病区均处于低硒环境。通过对KBD病区和非病区的耕地、饮

用水、玉米、小麦、儿童的静脉血、头发和24h尿液的硒含量对比测定，反复多次证实了KBD病区生态环境为低硒状态，经由低硒的食物链导致当地儿童体内的低硒营养状态。

（二）迄今未发现高硒KBD病区

1993年，有人传言陕西省安康市桥亭乡发现高硒KBD病区，为此，我与中国科学院地理科学与资源研究所谭建安研究员分别用双盲法对该乡进行了调查。该乡人群发硒水平为104.8ng/g，低于KBD病区发硒110ng/g的临界值。我复习了1979年该乡的调查资料，KBD的X线干骺端阳性率为40.0%，人群发硒水平为73.6ng/g。从一个KBD病区相隔15年的演变可以看出，KBD病区的确长期处于稳定性和持续性的低硒环境。

（三）KBD病区儿童体硒水平与KBDX线干骺端阳性率研究

对KBD病区儿童按发硒、尿硒不同水平统计KBDX线干骺端阳性率，发现它们之间有非常显著的负相关关系。KBD病区儿童食用含硒食盐后，可见人群发硒、尿硒上升的同时，KBDX线干骺端阳性率降低；在未投硒的KBD病区，亦可见到X线干骺端阳性率下降的同时人群发硒水平上升，二者呈负相关关系。

（四）病例对照研究

我以人群分组为单位进行了病例对照调查。在KBD病区组、相对非病区组和非病区组各选200名5~11岁儿童，调查了28项与KBD病因假设有关的危险因素和混杂因素，经Logistic多元回归分析表明：与两个对照组相比，KBD病区组的主食粮硒含量比值比（OR）超过4；病区组的发硒含量与非病区组相比OR为6，与相对非病区组相比OR为4.2。黑龙江省和甘肃省的同一项目研究结果相似，说明KBD内外环境均低硒在全国不同地区具有一致性。

（五）KBD新发率研究

我对一个KBD病区（人群发硒＜110ng/g）11个村庄的298例6~13岁健康儿童经1年追踪，调查发现8个村庄有KBD新发患者，发病率从1.96%至22.73%不等，说明低硒与KBD不是伴行现象，具有病因学关系。

（六）低硒非病区的调查

我经过多次流行病学调查，均看到低硒的KBD病区、低硒两病（KBD、克山病）并存病区的存在。又两次（1983年、1993年）对四川省南部县进行了调查，发现儿童的发硒（105ng/g）和血硒（20ng/ml）均低，经临床、X线和心电图检查未发现KBD和克山病，证实了低硒非病区的客观存在。同时，以上地区群众主食的T-2毒素水平均低于100ng/g的国家标准，说明单纯低硒不会引起KBD的发生。

三、硒与KBD儿童的食物链和体内代谢研究

（一）KBD病区儿童硒负荷代谢研究

如果只测定KBD病区儿童血、尿和发硒含量，则只能从一个侧面相对反映体内水平，尚难确定真正缺硒状况下体内硒代谢的变化。为了准确反映机体硒状态和代谢情况，对KBD病区儿童进行硒负荷试验，结果发现一次性硒负荷后尿硒排泄减少和排泄高峰后延；补硒的病区儿童硒负荷结果与非病区儿童一致。这证实了KBD病区儿童存在着与机体代谢相关的硒缺乏。

（二）KBD病区儿童硒平衡代谢研究

对KBD病区儿童的硒平衡代谢研究表明，KBD病区儿童的硒代谢仍为正平衡（+1.43ug/d），但大大低于非病区儿童（+37.85ug/d）；KBD病区儿童的硒摄入量仅为非病区儿童的1/8，这是因为KBD病区主食中含硒量低的缘故；KBD病区儿童尿和粪排出的硒量低于非病区儿童，硒的吸收率亦低，仅为非病区儿童一半。检查肾脏的血浆硒廓清率（CSe）可以看到，KBD病区儿童的CSe与非病区儿童相比呈增高趋势，分析原因可能是因KBD病区儿童体硒低而硒代谢速率升高的表现。

四、KBD病区粮食T-2毒素含量研究

有苏联学者提出，KBD是由粮食真菌毒素中毒引起的，因当时条

件限制，其未提出是何种真菌毒素中毒，并且该研究缺乏动物模型和病理实验证实。我们与哈尔滨医科大学研究均发现，T-2毒素在KBD病区超常聚集。T-2毒素是镰刀菌毒素生长过程中产生的有毒代谢产物，是一种生物因素。T-2毒素中毒可以解释KBD"波浪型"和"一次性打击"的流行特征。我对当时全国KBD病情特别活跃的青海省病区与对照组主食面粉T-2毒素含量进行了对比研究（表1），结果说明KBD病情与主食粮食T-2毒素污染有关系。

表1　青海省KBD活跃病区与对照组面粉T-2含量对比

地区	N	面粉T-2（ug/kg）
青海病区	272	72.20 ± 54.82[*]
对照组	279	15.70 ± 17.24

注：*与对照组比较P＜0.01。

五、KBD具有独特的"地方性"和"波浪型"两大流行特征

大量流行病学研究反复证明了KBD病区处于低硒环境，低硒环境的稳定性和持续性可解释KBD的"地方性"流行特征，但是无法解释KBD的"波浪型"流行特征。T-2毒素中毒可解释KBD"波浪型"和"一次性打击"的流行特征，但是无法解释KBD的"地方性"流行特征。因此，我根据以上两种KBD流行病学特征，提出KBD可能是环境条件下生物因素中毒引起的，本研究说明该病可能是低硒条件下T-2毒素中毒引起，这样才能同时圆满解释KBD的"地方性"和"波浪型"两大流行特征。基于该假设，我们对低硒和T-2毒素与KBD的病因学关系又进行了动物模型、病理形态学实验的基础研究。

（一）KBD动物模型和病理形态学实验研究

要确定一个疾病的病因，就一定通过做动物模型和病理形态学实验研究进行证实。

1.一般情况

我们进行了低硒条件下T-2毒素灌胃饲养SD大鼠的KBD动物模型实验。实验表明，常规组外观表现同实验前；低硒组和常规＋T-2毒素组外观和体重变化都介于常规组和低硒＋T-2毒素组之间，低硒＋T-2毒素组变化最明显（表2）。

表2　低硒条件下T-2毒素饲养灌胃30天大鼠体重的变化（g，$\bar{x} \pm s$）

组别	n	实验前	第1周末	第2周末	第3周末	第4周末
常规组	20	268.76 ± 20.47	285.14 ± 21.62	312.35 ± 23.04	331.27 ± 20.21	348.98 ± 19.36
低硒组	20	235.07 ± 21.23	249.52 ± 21.08	267.37 ± 20.17	284.46 ± 19.86	295.76 ± 20.58 *
常规＋T-2组	25	268.76 ± 20.47	271.38 ± 21.07	280.57 ± 20.19	291.66 ± 21.77	303.18 ± 21.41 *
低硒＋T-2组	25	235.07 ± 21.23	240.19 ± 21.83	247.24 ± 21.52	255.61 ± 22.13	263.10 ± 21.45 #

注：与常规组相比 * P＜0.05；与低硒组相比 # P＜0.05。

2.大鼠饲料、血清硒水平测定结果

大鼠饲养1个月末，随机抽取各组大鼠尾血，进行全血硒含量测定和大鼠饲料硒含量测定（表3）。结果表明，与常规组比较，低硒组饲料和大鼠血硒值明显低于常规组，有显著性差异（P＜0.05）。

表3　大鼠饲料、全血硒水平比较（$\bar{x} \pm s$）

组别	n	饲料硒（ng/g）	血硒（ng/ml）
常规组	15	116.51 ± 13.31	73.92 ± 30.01
低硒组	15	0.09 ± 0.11 *	4.16 ± 3.56 *

注：* 表示与常规组比较，P＜0.05 。

3.病理学检查结果

（1）关节软骨的病理学改变

光镜下观察发现如下（图2）。

①关节软骨细胞死亡：低硒饲料+低T-2毒素组和低硒饲料+高T-2毒素组大鼠模型可见在骨质交界处的软骨组织深层有片状坏死（图2-D）；软骨细胞死亡变为红染的"细胞影子"（图2-D-I），或红染的无结构区域（图2-G-I）。所有大鼠关节软骨表层组织结构和软骨细胞形态未见异常，病灶呈近骨性分布。

②关节软骨的营养不良性变化：高/低T-2毒素组和低硒饲料+高/低T-2毒素组，在软骨组织深层均可见多处软骨基质内出现明显的胶原纤维束，即"原纤维显现"（图2-F），但以低硒饲料+高/低T-2毒素组改变尤其明显。

③坏死灶近骨缘的钙化：低硒饲料+高/低T-2毒素组，坏死灶近骨缘可出现数层重叠的波纹状钙化线，钙化线下肥大细胞数量减少甚至消失，钙化线上下细胞排列紊乱，在软骨囊内可见细胞死亡残留的细胞红色影子，甚至细胞影子消失而呈同质化（图2-G）。

④坏死灶的机化：低硒饲料+高/低T-2毒素组，少数大鼠模型出现了初级骨髓方面增生的血管和结缔组织形成的肉芽组织，并在软骨深层可见软骨细胞团形成和多处红染的无结构区域（图2-H）。

以上模型大鼠关节软骨的病理学改变在低硒饲料+高T-2毒素组和低硒饲料+低T-2毒素组之间未见明显差异。以上模型大鼠关节软骨的病理学改变与人类KBD的病理学改变相似。

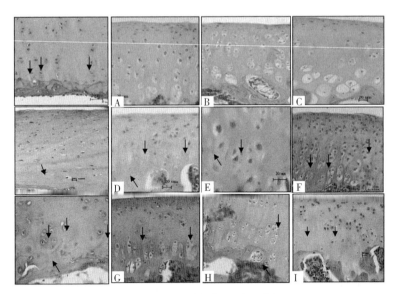

大骨节病病理   动物模型的病理改变

A：常规饲料组；B：低硒饲料组；C：高T-2毒素组；D-I：低硒饲料+低或高T-2毒素组；D-E：箭头所示为细胞死亡残留的细胞红色影子；F：箭头所示为原纤维显现区；G：箭头所示为波纹状钙化线；H：箭头所示为类软骨细胞团和肉芽组织；I：箭头所示为无细胞红染区。Bar=20μm

图2　低硒和T-2毒素对模型大鼠关节软骨的影响

（2）骺板软骨的病理学改变

骺板软骨病理学改变（图3）的损伤有两种类型的骺板软骨坏死，一种为局灶性伴有红染的因子细胞（图3-D）；一种为全层或片状的软骨坏死，表现为红染的结构样改变（图3-D和3-E）。骺板软骨的病理学改变和人类KBD的病理学改变相似。

4.模型大鼠软骨蛋白多糖和胶原蛋白Ⅱ的影响

用番红O和甲苯胺蓝对模型大鼠各组标本进行软骨蛋白多糖染色，发现和正常饲料组比较，各组蛋白多糖染色均有减少，但以低硒加T-2毒素组最为明显，尤其深层几乎无蛋白多糖阳性染色（图4）。用免疫组织化学染色，发现胶原蛋白Ⅱ染色的改变和蛋白多糖相似（图

5）。以上模型大鼠软骨蛋白多糖和胶原蛋白Ⅱ的改变与人类KBD的改变相似。

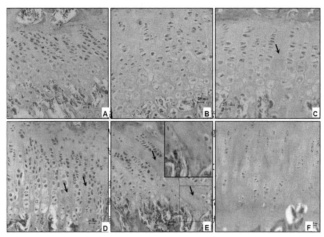

A：常规饲料组；B：低硒饲料组；C：高T-2毒素组；D-E：低硒饲料+低/高T-2毒素组；F：KBD患者的骺板；D：箭头所示为细胞死亡残留的细胞红色影子；D、E：箭头所示为红染的结构样改变。Bar=20μm

图3　低硒和T-2毒素对模型大鼠骺板软骨的影响

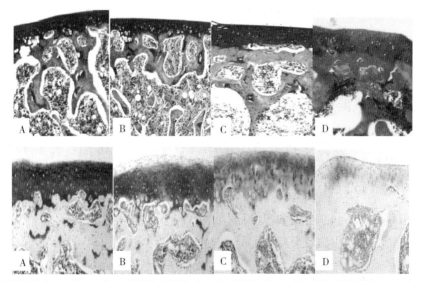

用甲苯胺蓝和番红O的硫酸蛋白多糖免疫组织化学染色法对大鼠关节软骨各组标本进行软骨蛋白多糖染色：A：正常饮食组；B：低硒饮食组；C：正常饮食+T-2组；D：低硒饮食+T-2组（×40）

图4　KBD模型大鼠关节软骨蛋白多糖的影响

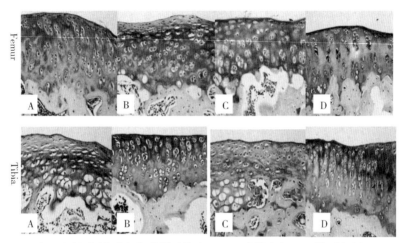

对Ⅱ型胶原用免疫组织化学法染色：A.正常饮食组；B.低硒饮食组；
C.正常饮食+T-2组；D.低硒饮食+T-2组（×40）

图5　KBD模型大鼠胶原蛋白Ⅱ的改变

5.大鼠活体内诱导软骨生成的模型研究

我们用大鼠活体内诱导软骨生成的模型研究了低硒对KBD软骨的影响。实验发现，低硒可使诱导生成的软骨细胞在分化速度、成熟程度、细胞数量和肥大软骨细胞内的碱性磷酸酶（ALP）活性均降低；而且低硒饲养可使大鼠的胫骨骺板厚度、肥大细胞层厚度和干骺端骨质层厚度都明显低于对照组。这些改变均与KBD的改变相似。

（二）低硒和T-2毒素与KBD动物模型和病理形态学实验研究的结论

用假设病因复制出疾病的动物模型是病因研究极其重要的方面。在174年的KBD研究史中，80余载有动物实验伴随，这期间有关研究者从各自的实验目的和条件出发，试图建立KBD动物模型。我们以前曾饲养2千余只大鼠和小香猪，均未能引起这些动物四肢软骨出现类似人类KBD的软骨坏死。我们用低硒和T-2毒素的病因假说复制成功了KBD动物模型，验证了我提出的"低硒和T-2毒素是KBD的病因假说"。

六、硒与KBD的分子生物学和生物化学研究

1.硒与谷胱甘肽过氧化物酶（GSH-px）

GSH-px是被发现的第一个含硒酶，是人体和肝脏十分重要的生物催化剂，对人体有非常重要的生理作用。KBD患儿硒缺乏，其发硒、尿硒和全血的GSH-px活性不但比非病区儿童低，甚至比病区内健儿还低。补硒后，其发硒、尿硒和全血的GSH-px活性与非病区儿童及病区内健儿基本一致。

2.硒对KBD的脂质过氧化作用

我们进行了KBD儿童体内氧化损伤的流行病学调查，发现轻、中、重KBD病区患儿血清中脂质过氧化终产物丙二醛明显升高；KBD患儿和病区内对照儿童血清抗氧化酶，超氧化物歧化酶（SOD）、过氧化氢酶（CAT）、总抗氧化能力（FAOC）均升高，表明病区儿童的抗氧化水平普遍高于非病区儿童，病区儿童处于高氧化应激状态；KBD病区儿童体内缺硒时，血清脂质过氧化物（LPO）和游离脂肪含量均比非病区儿童高。用KBD病区低硒饲料喂养大鼠时，亦看到大鼠肝脏的LPO含量（用TBA值表示）明显高于KBD病区低硒饲料补硒

组和非病区饲料组。检测KBD患儿血浆3种巯基（总巯基、非蛋白巯基、蛋白结合巯基）和全血硒含量，发现KBD病区儿童（包括KBD患儿组和非患儿组）体内3种血浆巯基和血硒含量都低于非病区儿童，而且KBD患儿组下降最为明显，KBD患儿组血硒与3种巯基的相关分析显示出有意义的正相关关系。这表明KBD患儿血浆巯基减少与缺硒有关，提示KBD患儿抗氧化防御系统受损。

3.1979–1982年永寿县KBD科学考察研究

我国在1979–1982年永寿县KBD科学考察研究发现，KBD病区儿童血清的谷草转氨酶（GOT）、谷丙转氨酶（GPT）、乳酸脱氢酶（LDH）、α－羟基丁酸脱氢酶（HBDH）等酶的活性高于非病区儿童，可能是因低硒引起红细胞内的酶发生"非攻击性释放"所致。我们采用低硒KBD病区、KSD病区和低硒非病区粮食以及低硒串珠酵母饲料喂养大鼠，都能完全地复制出这些酶活性的改变，而且与血硒水平呈显著负相关。说明这些酶活性改变是由低硒因素引起的，而与是否为KBD病区无关。另外，用KBD病区低硒粮和加硒粮喂养大鼠时又观察到，低硒组大鼠心、肝溶酶体的组织蛋白酶D活性高于加硒组，而且该酶活性与血硒含量呈非常显著的负相关关系，提示与低硒导致溶酶体膜稳定性破坏有关。低硒粮（采自KBD病区、KSD病区和低硒非病区）和低硒串珠酵母饲料均可使大鼠发生严重的肝、心和横纹肌组织的坏死性损害。有X线改变的KBD患儿，血清ALP活性均高于KBD病区非患儿和非病区健儿；用低硒KBD病区粮或低硒串珠酵母饲料均不能引起大鼠血清ALP活性升高的现象，说明该现象与低硒因素没有联系。这些研究说明KBD的病因不能用单纯低硒解释。

4.硒对软骨组织的作用

KBD患者体内最主要的病理变化是软骨组织，尤其是四肢骨骼内的软骨组织，会发生一种具有特征性的软骨坏死。因此，低硒能否影响软骨的代谢和形态结构，是我们研究的焦点。用尿液中的氨基多糖和经脯氨酸含量反映体内蛋白多糖和胶原代谢状况时，发现KBD病区低硒儿童的尿硒与尿轻脯氨酸、氨基己糖、己糖醛酸和硫酸基的含量之间呈显著正相关关系，在非病区儿童没有看到这种关系。因此，KBD病区儿童的软骨代谢特点显然与低硒因素有关。我们又用低硒KBD病区粮喂养大鼠，看到尿硒、尿经脯氨酸和肋软骨中的氨基己糖的含量明显降低；用人工合成低硒饲料（串珠酵母饲料）喂养大鼠，亦见血硒与肋软骨中的胶原、氨基己糖和硫酸基的含量之间均呈显著正相关关系，即与KBD病区低硒儿童中观察到的现象完全相似。大鼠喂养实验还发现，低硒KBD病区粮可导致软骨中的Ⅱ型胶原轻化不足，补硒后则可提高；用KBD病区粮补硒后，能改善大鼠软骨的代谢异常。

5.硒对肌肉组织的作用

长期以来，已知KBD患者尤其是Ⅱ、Ⅲ型患者，四肢的肌肉组织有萎缩变化，一般认为这是由于关节的病变而继发相应肌肉的废用性萎缩，至于肌肉组织有无早期代谢紊乱问题尚未注意。我们的研究发现，KBD病区儿童24小时尿肌酐排泄量明显低于非病区儿童，并得到反复验证。为了避免统计上的误差，我们改用肌酐指数代替24h尿肌酐排泄量，看到KBD病区儿童的尿硒与肌酐指数呈显著正相关。病区低硒儿童补硒后即见尿肌酐升高；用病区低硒粮喂养大鼠亦复制出血肌酐含量降低及补硒后升高。低硒粮喂养大鼠的24h尿肌酐、肌酸、无机磷排泄量、血浆肌酐浓度和CPK同工酶活性，与低硒KBD病区儿童的结果相似。因此，推测硒对肌酐代谢不但必需，而且在肌肉细胞能量代谢中起重要作用，缺硒减弱磷酸肌酸合成是导致肌肉萎缩的因素之一。

6.硒与某些微量元素、血清蛋白质、氨基酸、维生素的关系

（1）硒与磷

我们发现KBD病区儿童体内低硒导致血浆磷浓度和尿磷排泄量降低；KBD病区儿童补硒后，肾小球磷滤过率上升和肾小管磷吸收率下降。这提示对于KBD病区儿童，硒是影响磷代谢的重要因素，进而影响骨代谢。

（2）硒与硫

KBD病区低硒儿童尿$SO_4^=$排泄量比非病区儿童下降13.2%；而尿硫酸酯排出升高，是非病区儿童1.4倍。我们在低硒动物实验中亦发现类似现象。同时，还发现KBD患儿硫酸化不足的氨基多糖从尿中排出增多，而含硫酸基的氨基多糖排出量减少，而且KBD患儿尿氨基多糖中的$SO_4^=$含量均低于对照组，KBD患儿尿中硫酸软骨素含量减少。补硒后，无论KBD病区低硒儿童或用KBD病区粮喂养的低硒大鼠均出现尿硫排泄量增高及氨基多糖低硫酸化状况改善。由于硫酸软骨素是软骨的主要成分，所以可说明硒对软骨代谢有十分重要的作用。

（3）血清蛋白质与氨基酸

低硒KBD病区儿童的血清蛋白质、甘氨酸、丙氨酸、赖氨酸、亮氨酸和半肤氨酸的含量均与发硒呈正相关关系，说明硒可以促进蛋白质的吸收。

（4）硒与维生素E和维生素A

我们观察到低硒饲料饲养大鼠不能影响母代大鼠血清中的维生素E含量，但能使子代大鼠血清中的维生素E水平升高，分析原因是子代大鼠通过增加维生素E的吸收、利用、运转和存贮以对抗低硒状态的代偿表现，说明硒和维生素E有协同作用。我们又进行了家兔和人胚关节软骨细胞培养实验，在培养液中加入硒和KBD患儿的血清，测定其中维生素A和硒的含量，发现硒可以促进维生素A的吸收。这一发现不但合理解释了硒对维生素A缺乏症和干眼症的作用，还说明了硒能促进骨代谢和造血功能，提高免疫力。

（5）硒与微量元素铊及真菌毒素

铊是毒性很强的微量元素，我们用铊注入鸡胚卵黄囊发现铊致鸡胚肢的肥大软骨细胞发生$^{35}SO_4$代谢障碍和细胞坏死，而注入亚硒酸钠后对铊有拮抗作用。另外，我们分别用真菌毒素T-2毒素及串珠镰刀菌毒素喂饲小香猪，导致其四肢软骨细胞发生坏死，投服亚硒酸钠后可使关节软骨的坏死损害减轻。这说明硒有较强的拮抗毒物作用。

七、补硒防治KBD的研究工作

1.首创硒盐防治KBD的方法

1980年至1981年，我在国际首先采用1/6万含硒食盐防治KBD。研究表明，试验组的X线总阳性率和干骺端阳性率由原来的63.04％和45.65％下降至40.91％和9.10％，无新发病例；未服硒盐对照组的X线总阳性率和干骺端阳性率基本未变，而且新发KBD患者2例。硒盐补硒方法简便易行，在中国1600万KBD病区人口中推广使用，效果良好。硒盐防治大骨节病X线效果照片见图6（儿童大骨节病患者，女，7岁，麟游县两亭乡水磨沟村人），该X线照片发表于1981年第三期《中国地方病学杂志》。

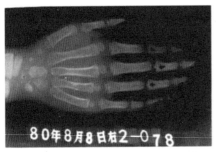 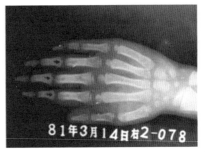

硒盐防治前：第2、3、4指骨中节干骺端先期 钙化带中断、凹陷

硒盐防治后：第2、3、4指骨中节干骺端 和先期钙化带修复正常

图6　硒盐防治大骨节病X线效果

2.用富硒的深机井水改水预防KBD

在陕西省KBD活跃重病区麟游县天堂村用富硒（1.38 μg/L）的深机井水改水预防KBD的10年（1977年至1987年）工作中，改水组KBD患者X线总阳性率和干骺端阳性率分别下降了87.24％和95.74％；未改

水对照组分别上升了19.60％和20.19％。KBD患者X线新发率改水组为0，未改水对照组为8.56％；该村已由原来的活跃重病区变为非病区。1992年，在美国召开的国际地理大会上，我对该研究成果进行了报告。

3.永寿KBD科学考察

在国家组织的永寿KBD科学考察中，研究证实硒对KBD早期，特别是X线干骺端损害，的确有促进修复和防止恶化的作用。我们又采用1989年修订的全国KBD防治效果X线判定标准，总结了1983年至1990年国内的有关文献，发现硒对KBD干骺端病变的治疗作用是显著的。在补硒治疗的2197例干骺端病变中，修复率（64.80％）明显高于未补硒对照组（19.88％），而且加重率（2.82％）明显低于未补硒对照组（11.28％）（P＜0.001）。同时，硒对有KBD骨端病变的3238例患者中，有促进好转和防止加重的作用（补硒组好转率为15.44％，未补硒组为10.29，P＜0.05；补硒组的进展率为8.86％，未补硒组为26.94％，P＜0.001）。

另外研究表明，硒对KBD具有一定预防作用。补硒1年的KBD病区9343例正常儿童，新发42例（0.45％）；同期未补硒的KBD病区2963例正常儿童，新发54例（1.95％）；两组差异显著（P＜0.001）。补硒两年的KBD病区8827例正常儿童，有骨端损害新发KBD者24例（0.38％）；未补硒的KBD病区2199例正常儿童，新发74例（3.37％）；两组差异显著（P＜0.001）。

八、硒对KBD病因学和医学生物学的意义

我们进行的硒与KBD关系研究，证实了KBD病区的水、土、粮均为低硒，KBD病区人群处于低硒营养状态。我们用低硒+T-2毒素复制出了KBD动物模型，动物的低硒实验能复制出低硒人群的一些表现，硒对人和动物一些重要功能系统（如抗过氧化防御系统和提高免疫力，骨与软骨正常成分维持和代谢，肌肉能量代谢，体内某些微量元素和生理功能物质如蛋白质、造血功能等）具有重要的医学生物学意义。同时，我们发现了硒的拮抗毒物作用；补硒对KBD有良好的防治效果，是适于在低硒KBD病区推广的有效措施；在国内外首先发明了硒盐防治KBD的方法，该方法在中国KBD病区1600万人群中取得良好效果，究其原因是补硒打断了KBD发病的环节。

另外，我们还发现了低硒KBD非病区的存在。流行病学调查和动物实验表明，低硒在KBD发病机制某（些）环节中起重要作用，说明低硒是KBD发病的重要条件。研究表明，低硒+T-2毒素是KBD的病因，联系到克山病的病因是低硒+柯萨奇病毒，因此，我提出"低硒+"的低硒与疾病关系理论，这对硒与疾病的关系研究有十分重要的意义。现在许多资料认为，缺硒是400多种疾病的原因，这样会把硒说成"万金油"，对科学看待硒与健康的关系十分不利。我们的研究说明硒不是万能的，但缺硒是万万不行的！硒确实和人体健康有十分密切的关系，但是不同疾病缺硒的反应与机制不同。受本研究启发，我提出"低硒+"理论，即"低硒+该疾病的相关因素"，这

需要科学工作者针对与硒相关的疾病逐一进行深入研究，从而科学合理地解释硒与该相关疾病的关系，为科学补硒奠定坚实的理论基础。

　　我们的研究工作先后获得国际生物无机化学家协会"克劳斯·施瓦茨奖"（图7）、全国科学大会奖、全国医药卫生科学大会奖、卫生部甲级科技成果奖，以及2项中国侨界贡献奖、3项陕西省科技进步奖、1项陕西省高等院校科技成果奖。国际著名杂志《Science》报道了我们的研究成果。同时，我还荣获了国家卫生健康委员会和中国地方病防治研究中心授予的"全国地方病防治研究终生荣誉奖"，以及国务院授予的"享受国务院特殊津贴专家"称号。

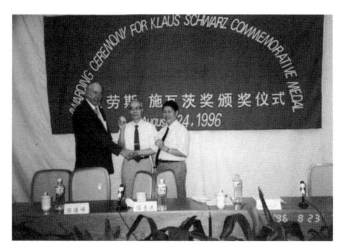

图7　王治伦和莫东旭教授等进行的硒与大骨节病关系研究获克劳斯·施瓦茨奖

说明与致谢

（1）在本成果的研究阶段，当时本所全体同志均参加了研究工作，特此说明。

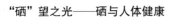

（2）本文有些内容涉及有关单位及科研人员的研究工作，文章中均已指出，谨致衷心感谢！

（3）本文是对我们进行的硒与大骨节病研究的数百篇论文的综合报告，涉及论文较多，故参考文献略，如需要，请与作者联系。

下篇

硒与人体健康

硒小传：从弃儿到宠儿

1817年，瑞典化学家贝采利乌斯（Jons Jakob Berzelius，1779–1848）和德国化学家克拉普罗特（M·H·Klaproth）在自家经营的硫酸工厂研究煅烧黄铜矿的铅室残渣，发现其中的红色淤泥散发着让人难以忍受的烂萝卜臭味，皮肤沾染后会起疱、腐烂。克拉普罗特认为，残渣中的这种物质含碲元素，而贝采利乌斯有异议。他和另一位瑞典化学家合作对残渣中的这种元素进一步研究证实，这种元素与碲性质相近，但不是碲，因而用古希腊神话中的月亮女神塞勒涅的名字（Selene）命名，中文译为"硒（Selenium）"。碲是古罗马大地女神的名字，用塞勒涅命名"硒"既与碲相呼应，又代表了对女神的敬仰和神秘莫测。硒像月亮一样有光明也有黑暗，有益或有害。

关于硒化合物，有很多有趣的故事。如贝采利乌斯因长时间在实验室研究硒化合物，导致口腔散发出让人难以忍受的口臭，多年的管家无奈辞职了。另一位科学家研究硒化合物乙硒醇时，同事和家人说他的研究室是"地狱和恶魔"。据说，剑桥大学Frost教授在研究硒化合物时，由于实验室整天充满着让人窒息的臭味，被勒令将实验室搬到实验大楼的顶层。原以为那里通风良好，殊不知整个校园都弥漫着臭味，让正在举行的达尔文纪念大会无奈中断。结果，Frost教授和他的实验室被驱逐出了剑桥大学。

硒刚被发现时，因常和重金属、硫矿混在一起，所以人们认为硒可能是一种毒物。如《马可·波罗游记》中记载，马可·波罗在新疆某地骑马，马食用了一种当地人称作"醉马草"的植物后，出现脱蹄、跛行的奇怪症状；1851 年，据美国驻扎在南达科他州伦德尔堡军营的军医麦迪逊报告，军马吃了驻地的草后导致中毒，症状也是脱蹄、脱毛，但其原因没有引起注意和追查；1934 年，美国农业试验站报告了一份关于动物吃了富含硒的玉米、小麦中毒的事例，其中毒症状包括脱毛、脱蹄、角变形、长骨腐烂、跛行、蹒跚盲等，考虑原因是动物吃了含硒量很高的植物；1943 年，美国还报道了含硒杀虫剂引起大鼠肝癌的研究，美国食品药品管理局（FDA）将硒定为致癌剂，严格限制在动物饲料中使用硒。当时，关于硒的研究主要集中在寻找硒的有毒化合物，试图预防、控制人畜中毒，挽回和预防农业、畜牧业的损失。这些报道似乎证明硒绝对是有毒的。

　　1959 年至 1964 年，湖北恩施地区居民暴发流行原因不明的脱发、脱甲症，最严重的村庄发病率高达 82.6%，牲畜也频频中毒死亡。经中国医学科学院杨光圻工作组调查证实，其是过量摄入硒引起的硒中毒。于是，硒背上了"恶魔"的恶名。

　　那么后来硒又是怎样变成宠儿的呢？故事还要从第二次世界大战（简称二战）期间说起。由于战争时期食品匮乏，许多德国人得了肝病。施瓦茨博士（Schwarz K）接到命令到部队医院进行肝病调查。在研究中发现，酵母饲料喂养大鼠 4 周就能引起肝坏死，最后导致死亡，而维生素 E 可预防。这项研究于 1944 年发表，但因战争并未引起注意。1947 年，他重新发表了该研究成果，但 3 个月后收到了许多来信，表示他的酵母饲料引起肝坏死实验无法重复。1949年，他被邀请到美国国立卫生研究院（NIH）工作。在此工作期间，他也未重复出之前的肝坏死模型实验。许多人让他放弃，但他始终坚持，最后终于用德国的酵母重复出来了。当时（1953）W·默茨（W·Mertz）博士刚到他的实验室工作，一天晚上他对W·默茨说："我相信，我们的实验没有错，这不像是中毒引起的肝坏死，因为增加酵母量未见中毒现象，很可能是由于缺少什么东西导致的。"他分析发现，二战时他们用的是造纸厂废液培养的酵母，可重复产生肝坏死；而在美国用的是啤酒酵母，故不能重复。于是在之后的3年里，他的研究集中在鉴别德国酵母和美国酵母的不同上，提出美国酵母里有预防大鼠肝坏死比胱氨酸或维生素E更有效的第3因子。

1956年，施瓦茨在分离浓缩第3因子时，散发出极强烈的刺激气味，恰巧一位工作人员进来问："哪儿来的大蒜味？"他回答说是第3因子浓缩物的气味。这位工作人员恰好曾在南达科他州高硒地区住过，说这气味和吃高硒牧草牛呼出的气味相似，建议测一下硒。结果发现，第3因子果然含有硒。1957年，施瓦茨发表了硒具有动物营养作用的第一篇文章。

随后，关于硒能预防家禽和牲畜与低硒和低维生素E有关疾病的报告越来越多，如小鸡的渗出性素质、猪的食饵性肝坏死以及牛、羊白肌病等。各国农牧业学者纷纷提出有必要一起讨论硒和动物健康的关系，于是1966年在美国牛、羊白肌病高发地的俄勒冈州举行了第一届硒在生物学和医学中的作用国际讨论会，会上提出了硒是动物的必需微量营养素的科学依据。此后，新西兰、澳大利亚、芬兰、加拿大、英国和美国等国在农牧业中广泛采用各种补硒措施（饲料中添加硒的范围是0.1～0.5mg/kg），挽回了数亿美元的损失，使农牧业生产者从中得到了极大的经济收益。

进一步研究发现，病毒性肝炎、慢性活动性肝炎和肝硬化患者的血清硒浓度显著低于正常人，并且肝病病情越严重，血清硒浓度越低，第一次证明了硒是营养性肝坏死的重要营养和保护因子。从此，硒与人类健康关系的研究拉开了序幕，施瓦茨的伟大发现被载入史册，国际生物无机化学协会专设立了"克劳斯·施瓦茨奖"，以奖励那些在硒研究领域中做出杰出贡献的科学家们。

1973年，美国Rotruck JT和Hoekstra WG等发现硒是谷胱甘肽过氧化物酶（GPX）的必需组分，也就是说，若没有硒的存在，GPX就没有活力，从而揭示了硒的第一个生物活性形式。

1973年，世界卫生组织（WHO）专家委员会依据当时的研究成果，确定硒是动物必需的微量元素，但由于数据不足，未能确定硒是否为人体所必需。自此，国际上对硒的生物学作用机制、新的活性形式探索等基础理论研究进展迅猛。如1978年，鉴别出硒半胱氨酸（Sec）是谷胱甘肽过氧化物酶活性中心的结构形式；1986年，确定硒半胱氨酸是第21个有遗传编码的氨基酸，改写了教科书中只有20个氨基酸的历史；新的含硒半胱氨酸的硒蛋白或酶陆续被发现，至2003年，人体硒蛋白总数达25种，从而解释了硒在维系健康中的作用机制。

1979年，我国第一次向国际公布了硒与克山病关系的研究成果。该研究发现，克山病地区人群均处于低硒状态，补硒能有效预防克山病，从而揭示了硒缺乏是克山病发病的基本因素。为此，第一届硒在生物学和医学中的作用国际讨论会主席Oldfield JE特意访问了中国医学科学院克山病工作组，以了解细节并带回样品检测核验。随后，他还邀请该工作组参加了1980年在美国召开的第二届硒在生物学和医学中的作用国际讨论会。在会上，杨光圻教授发表的硒与克山病关系的报告引起了极大轰动，专家们讨论热烈，连会议进程也被打乱了，因为这是硒与人体健康有关的第一份直接证据，为证明硒是人体必需微量元素提供了可信依据。因此，会上当即决定1984年第三届硒在生物学和医学中的作用国际讨论会在北京召开。自此，硒与人体健康关系的研究在国内外掀起热潮。

1990年，联合国粮食及农业组织（FAO）、国际原子能机构（IAEA）和世界卫生组织（WHO）联合组织人体营养专家委员会（杨光圻教授是委员之一），将硒明确归入人体必需微量元素，并于1996年正式公布。

小贴士

硒的原子序数为34，在元素周期表中位于ⅥA族的碲和硫之间。

经过科学家们200多年锲而不舍地研究，终于让硒摆脱了"恶魔"的帽子。今天，硒有着"生命的火种""生命的守护神""癌的克星""肝脏的保护神""生命的奇异元素""人类健康卫士"等美誉。1996年，美国、英国、丹麦、瑞典、芬兰等国开始进行大规模的人群试验，称为"硒将改变世界"试验。目前，中国科学家们已经取得多项成功的研究，并先后有多位科学家荣获"克劳斯·施瓦茨奖"。中国科学家关于人体硒的最低需要量、正常需要量、中毒剂量等的研究成果，已被世界卫生组织作为标准采纳。

硒，终于从"弃儿"变成了"宠儿"。"硒将改变世界"是科学家们的愿望，关于硒与生命和健康关系的研究成果给了科学家们信心。更让人可喜的是，硒的研究已经吸引多学科参与，其研究热度居高不下。一位从事硒研究的专家说，在微量元素中，没有哪一个元素能像硒那样吸引人们如此长期地关注；没有哪一个微量元素能像硒那样吸引顶尖科学家们如此深入地研究；没有哪一个元素能像硒那样取得过如此辉煌的成就；没有哪一个元素能对人类健康产生如此深刻的影响。

回顾硒研究的历程，更可以证实这位学者的感慨。

1953年，美国科学家施瓦茨发现"第3因子"能预防大鼠营养性肝坏死，并鉴定出"第3因子"含硒，是活性最好的硒形式。

1966年，第一届硒在生物学和医学中的作用国际讨论会在美国召开，这是第一个关于硒的专题会议。

1969年至1971年，Shamberger等经过一系列流行病调查、实验及临床研究后指出，低硒地区和血硒低的人群中癌症发病率高，以消化道和乳腺癌尤其显著，这是最早关于硒与癌症关系的研究报道。

1972年，John Rotruck博士等在第56届美国实验生物学学会联合会（FASEB）年会上第一次提出，硒是谷胱甘肽过氧化物酶分子的一个重要组成部分，每个酶分子中有4个硒原子。并且还指出，谷胱甘肽过氧化物酶和免疫、衰老、抗氧化、抗癌密切相关。这一结论从分子机制上确立了硒应该是必需微量元素。该全文发表在1973年《Science》（《科学》）杂志上。

1973年，世界卫生组织确认，硒是人类和动物生命中必需的微量元素。

1987年，Frost发表论文说明了人类食品链中的硒含量在不断下降。下降的主要原因之一是工业污染和酸雨等，大量的二氧化硫会与硒化合物发生反应，形成不利于植物吸收的硒元素，从而使食品链中的硒含量不断下降。第二个原因是某些现代化的种植方法使食品链中的硒含量不断下降，造成人体缺硒。

1982年至1990年，我国科学家杨光圻教授在低硒克山病区和湖北恩施地区进行了8年的硒需要量和安全量的研究。研究结果表明，硒的生理需要量为40μg/d，界限中毒量为800μg/d。由此建议膳食硒的推荐量为50~250μg/d，最高安全摄入量为400μg/d。以上数据均被FAO、WHO、IAEA三个国际组织采纳。

1978年，美国Forstrom和Tappel鉴别出谷胱甘肽过氧化物酶的活性中心是硒半胱氨酸。硒半胱氨酸在人体有重要作用，被称为第21个氨基酸。

1982年，我国《营养学报》登载了中国科学院地理环境与地方病研究组的研究成果，该研究首次报道了我国有72%的地区属于缺硒和低硒地区，2/3的人口存在不同程度的硒摄入不足。

我国医学专家于树玉教授历经16年在肝癌高发区进行流行病学调查发现，肝癌高发区居民血液中的硒含量均低于肝癌低发区，肝癌的发生率与硒水平相关。另有研究表明，在饲料中补硒使鸭子的乙型病毒性肝炎（简称乙肝）感染率与肝癌前期病变下降77%。在江苏启东市（原启东县）的13万居民中进行补硒预防肝癌的试验证实，补硒可使肝炎的发病率下降35%，使有肝癌家庭史者的发病率下降50%。此外，研究还发现补硒可增加人体免疫力，阻抗人群中病毒性肝炎的传播。

于树玉教授荣获1996年克劳斯·施瓦茨奖。中国科学家在硒研究方面做出卓越贡献。先后获得克劳斯·施瓦茨奖的有中国医学科学院夏奕明教授及西安医科大学徐光禄教授、王治伦教授和莫东旭教授。

1983年至1996年，美国亚利桑那大学亚利桑那癌症中心的Clark教授进行为期13年的补硒双盲干预试验。受试者1312名患者，其中653人每天补硒。结果显示，每天补硒200μg，总癌的发生率和死亡率分别降低37%和50%，并对前列腺癌、肺癌和直肠癌防治效果明显，其发生率分别降低63%、46%、58%。此项开拓性研究，被称作"硒防癌里程碑"研究。

1996年，第6届"硒在生物和医学中的研究和进展"国际会议在北京召开。

1994年至1997年，Taylor等根据大量基础研究和临床研究结果，总结出"病毒硒蛋白"理论。其主要内容为：一些病毒（艾滋病毒、感冒病毒、埃博拉病毒、肝炎病毒）引发的疾病患者体内均存在硒缺乏的状况。补硒有利于抑制病毒的复制，其机制不仅是提高患者的机体免疫力，更重要的是硒可以直接作用于病毒。这一理论同时解释了硒预防和治疗肝炎、克山病（科萨奇病毒）、口腔溃疡（大多数为病毒感染引起）的机制。"病毒硒蛋白"理论给困境中的艾滋病、埃博拉病毒等的防治带来曙光。

1996年，著名的"硒将改变世界"试验开始在多个国家展开研究，参加的国家有美国、英国、丹麦、瑞典、芬兰等，目的是验证1983年至1996年美国亚利桑那癌症中心关于补硒降低癌症发病率的重复性研究，受试者达4万人。

2003年，严重急性呼吸综合征（SARS）席卷全球，美国佐治亚大学Taylor教授和中国学者张劲松博士等研究发现，SARS患者体内全血硒大幅度升高，其机制尚不清，但说明SARS病毒与硒有某种关系，对硒的研究又提出了新课题。

2009年和2011年在苏州召开了第1届和第2届硒与环境和人体健康会议（SELENIUM），参会人员来自世界多国知名研究机构，包括医学界、农业界、药学界的知名教授。可见，多学科都在关注硒的研究和应用。

2011年，第14届国际人与动物微量元素大会在湖北恩施召开。

2017年8月，硒发现200周年庆典在瑞典举行，同时召开了第11届硒在生物学和医学中的作用国际讨论会。

2022年2月，在美国夏威夷大学召开第12届硒在生物学和医学中的作用国际讨论会。

我们期盼着：硒将改变世界！

克山病让我们认识了硒

　　1935年，在黑龙江省克山县首次发现了一种怪病，其病死率可达98%。据《抚松县志》记载，有一家人一夜之间死了9人，幸存的一人是常年进城的打工者，令人十分惋惜。更让人震惊的是，这种怪病多在冬季发生，发病率很高，患者多是孕妇、哺乳期妇女、断奶后3~5岁的儿童和老年人。发病急者可在4~5小时丧命，侥幸存活者也常在夏季、秋季复发，预后很差。患者有着相同的症状，如反复发作的头昏、胸闷、腹痛、恶心、剧烈呕吐等（当地人将此病称为"吐黄水病"），儿童腹痛剧烈数日不止，心脏扩大，常因心脏衰竭而死亡。还有一个奇怪现象就是离开本地区者不发病，克山县附近的一些地区没有此病发生。因不能确定该病是否为传染病，并且病因尚不清楚，首先在克山县发现，故将此病命名为"克山病"。1949年至1950年，黑龙江省出现急性克山病患者4270人，死亡2231人，死亡率高达52%。有资料记载，1959年、1964年、1970年在北方11省均发生过克山病的流行。为了挽救和保护广大病区人民的生命和健康，1960年国家成立了中共中央地方病防治领导小组；1964年，在哈尔滨医科大学、吉林医科大学和西安医学院分别组建了克山病研究室，成为我国克山病防治研究的专门机构；1968年，中国医学科学院组建克山病防治科研工作组，让专业研究队伍进驻病区，致力于找到克山病的病因和防治措施。

临床防治研究发现，克山病是一种地方性心肌病，由心肌变性、坏死和纤维化引起心功能衰竭等系列病变而威胁生命。在流行病调查中发现，克山病地区经常能看到有患白肌病的牲畜，兽医用亚硒酸钠能有效防治。受到这一启发，研究者联想到克山病患者会不会也缺硒呢？于是就在黑龙江、陕西等地试点补硒，虽然看到了一些效果，但作为科学结论还缺乏有力数据。1974年至1977年，中国医学科学院克山病组在四川进行大规模严格的双盲对照试验，累计观察服硒人数达3.66万，其发病率由服硒前的13.6‰逐年降到0‰，取得了补硒可有效预防克山病的肯定效果。该研究结果于1979年对外公布。为此，在北京召开的第3届硒在生物学和医学中的作用国际讨论会上，中国医学科学院克山病组和西安医学院克山病研究室集体获得1984年"克劳斯·施瓦茨奖"。

由于克山病有地区性分布特点，所以地理学部门也参与到病因研究中，做出了重要贡献。经过数年全国大规模的水、土、粮等采样分析，研究组绘制了《中华人民共和国地方疾病与环境因素图集》。对比克山病和硒的分布图，可清楚看到中国有一条从东北到西南的低硒宽带，而克山病恰恰就发生在这条宽带内，无一例外。样品测定表明，来自克山病区的全血硒、发硒和主粮硒含量分别低于20ng/g、120ng/g和10ng/g；而20~50ng/g、120~200ng/g和10~20ng/g的样品均来自克山病和非病区交叉地区。

1982年，中国科学院地理科学与资源研究所在《营养学报》上首次报道环境与地方病，指出克山病发生的地区均在较贫穷的农村（蛋白质摄入不足），由于克山病急性发病多在冬季，慢性发病多在夏季和秋季，均是食物缺乏的季节，又处于缺硒和低硒地区，孕妇和哺乳期妇女本就处于缺硒状态，胎儿和婴儿的硒来源要靠母体和乳汁提供，所以硒摄入不足是克山病发病的主要因素。

从克山病的发现、病因的追查结果和预防措施的效果，再一次证明了硒是人体不可缺少的必需微量营养素。若人体缺少硒，则会直接威胁生命安全。由于我国低硒地区分布较广，所以应该对硒营养引起高度关注。

还应该指出的是，克山病发病的主要因素是缺硒，其他因素与缺硒相辅相成，如蛋白质摄入不足、钙摄入不足、维生素E摄入不足等营养因素，并且病毒感染也是不可忽视的原因。

小贴士

必需微量营养素是指人体有机结构中的必需成分，占机体重量小于1/万，是维持生命活动所必需的物质，其来源只有通过食物获得，摄入不足或过多都会影响人体正常的生理活动。

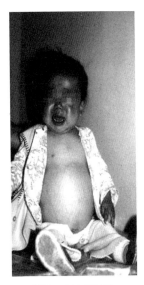

图8　克山病患儿

（2001年摄于冕宁县防疫站）

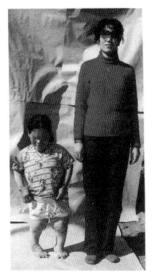

图9　正常人与大骨节病患者比较

硒有个名字叫"生命的火种"

硒是人体不可缺少的微量元素，人体所有的组织器官和体液中都有硒元素分布，以肝脏和肾脏中浓度最高，肌肉中的总量最多，约占人体总硒量的一半。目前硒在人体内的总量测定数据较少，可见到的报道有美国西部人体总硒量为15mg，德国为6.6mg，新西兰为3.6~6.1mg。

"火种"即火的种子，意思是可用来点火的东西，以前人们用柴或蜂窝煤作火源做饭，都需要有火种点燃，如一根树枝或一张报纸，这就是火种。我们都知道"革命的火种"多是形容身边有一种人，他们利用自己的信仰、热情、奉献来唤醒大众，激发大众的力量，从而实现理想、完成改造世界的追求，如千千万万的革命者和先烈。而硒为什么被誉为"生命的火种"呢，因为硒存在于人体的所有组织、器官中，生命存在的每一分钟都离不开它，生命的存活需要它，生命的质量需要它，抵御各种内外伤害也离不开它。因此，不少学者和对硒情有独钟者用"生命的火种"来赞美硒。

人活着就要吃饭，俗话说"人是铁，饭是钢"，钢是材料，也是组建铁最结实的材料，它经得起风风雨雨，可以抵御各种"外来侵扰"。人类的"钢"就是营养，人体主要通过食物来获取营养，食物中的碳水化合物、蛋白质、脂肪、维生素、矿物质和微量元素就是功能各有分工，又互相协调、互相配合的"材料"。这些来自食物的原始材料既要组成人体的所有组织和器官，还要让生命活跃起来、坚强起来，其过程十分复杂，道路更是坎坷艰难。

当生命从第一个细胞开始，需要有稳定的体内环境，需要各个脏器正常运转，需要不断补充营养物质。这些过程都需要酶的参与，生命离不开酶，下面就来讲讲关于酶的故事吧。

酶的英文名字是"enzyme"，源于希腊语"在酵里面"。酵是在某种物质的作用下把有机物分解的意思。1773年，意大利科学家斯帕兰扎尼用一块肉引诱鹰吃掉，经一段时间后，肉被消化了。他从胃液中分离出一种蛋白质物质，取名为enzyme（酶）。

1833年，法国学者培安和培洛里将麦芽磨碎成液体加入淀粉，发现淀粉被分解成了葡萄糖，故将麦芽中的这种物质称为淀粉酶（diastase），从此法国将酶统称为diastase。

1926年，美国科学家姆纳从刀豆中提取一种脲酶，经分析发现，脲酶的本质就是蛋白质。

20世纪30年代，科学家们相继提取出多种有功效的酶，并证实酶是一种具有生物催化化学反应的蛋白质。

后来，酶的正式定义形成了，即酶是具有生物催化功能的高分子物质，在酶的催化反应体系中，反应物称为底物，底物通过酶的催化转化为另一种分子。几乎所有的细胞活动过程都需要酶参与，有酶的参与，其反应和转化速率可提高几百万倍。

对于人来说，米饭的主要成分是碳水化合物（有无数葡萄糖、蛋白质和脂肪结合在一起），在消化道由淀粉酶分解为一个个葡萄糖和其他低分子糖才能被肠道吸收,进而转化为血糖,再由其他酶将葡萄糖和其他成分合成人体的组织器官,如肝脏的肝糖原、肌肉的肌糖原等;若人体没有及时吃饭或饥饿时,为维持血糖水平,酶会让肝糖原迅速分解成葡萄糖进入血液,以防止低血糖危害健康。我们吃的肉、鱼虾、鸡蛋都是富含蛋白质的食物,属于优质蛋白质,生长发育、智力和维护健康都必须从食物中获取,它们在肠道必须经过蛋白酶分解为最小单位氨基酸或几个氨基酸组成的肽才能被吸收,被吸收的氨基酸在经过多种酶的作用下再合成蛋白质、细胞更新的物质以及多种激素、抗体等。食物中的脂肪需要通过脂肪酶将其分解为脂肪酸和甘油才能被吸收,再经多种脂肪酶将其合成人体脂肪、神经和大脑组织,并且所有细胞膜的完整都离不开脂肪。由此可见,生命一刻也离不开酶的活动。

目前已经知道,人体和哺乳动物体内有5000多种酶,它们分布在细胞内与细胞膜结合,或在细胞内的特殊位置,或在细胞外。机体中几乎所有细胞的生命活动进程都需要酶的参与,用于催化机体的生物化学反应快速完成。大多数酶可以将反应速率提高几百万倍,使各种营养物质快速分解、吸收和利用,维持所有内脏、组织器官、细胞的生命活力和生理功能,维持细胞的修复和再生;还可以使机体各系统能够适应各种复杂的变化,协调运作,从而维持生命活动。酶的作用有高度的专一性,每一种酶都能从成千上万的物质中(底物)找出自己发挥特异作用的物质,让新陈代谢有条不紊地进行。若没有酶的参与,生命也就不能维持了。细胞中由于有酶的存在,才能证实生命的存在。如果酶减少、酶活力降低、酶结构异常或缺陷,人就会生病。

酶由蛋白质和非蛋白质两部分组成全酶，只有全酶才有活力。如蛋白质和金属元素（铁、铜、铬、锰、锌）结合，蛋白质和维生素（维生素B_{12}）结合、蛋白质和非金属元素（硒）结合等，从而构成多种不同的酶。人体内的硒是以硒蛋白形式存在的，其中含硒蛋白酶类是最重要的存在形式。2003年，有研究表明人体有硒蛋白25种，目前有14种功能明确的硒蛋白酶类，其中最重要的是谷胱甘肽过氧化物酶（GSH-Px）。

人体需要的硒只能通过食物获取，食物中的硒和蛋白质结合成硒蛋白（硒半胱氨酸、硒蛋氨酸）在十二指肠、空肠和回肠以不同的途径吸收进入血液。血液中的硒分别和红细胞、白蛋白、β-球蛋白、α-球蛋白等结合分布在全身组织器官。

肾脏和红细胞是硒的组织代谢储存库，一个是硒蛋氨酸代谢库，另一个是硒半胱氨酸代谢库。硒蛋氨酸代谢库中的硒全部来自食物，体内不能合成，该库中的硒蛋氨酸不参与代谢活动，在膳食硒供应不足时，库中的硒蛋氨酸会降解为硒半胱氨酸，通过特殊的代谢途径转化成其他功能的硒化合物。所以说，硒半胱氨酸是硒蛋白发挥生理作用、参与生命活动的形式。人体中含硒蛋白酶主要有以下几种。

1.5种谷胱甘肽过氧化物酶

主要包括谷胱甘肽过氧化物酶、胞浆谷胱甘肽过氧化物酶、血浆谷胱甘肽过氧化物酶、磷脂氢过氧化物谷胱甘肽过氧化物酶、胃肠道专属性谷胱甘肽过氧化物酶。它们分布在所有组织、细胞和体液中，包括免疫系统，是机体抗氧化防御系统的重要成员，可以保护细胞和细胞膜的结构和功能，防止被氧化和损伤。这些酶的活性中心就是硒。

2.3种碘甲腺原氨酸脱碘酶（DIO）

1型碘甲腺原氨酸脱碘酶（简称脱碘酶）主要分布在肝脏、肾脏、甲状腺；2型脱碘酶主要分布在脑、垂体、褐色脂肪、心脏、骨骼肌、胎盘、胎儿脑；3型脱碘酶主要分布在脑、皮肤、胎盘。

含硒和碘的酶说明甲状腺功能与二者关系密切，如果缺碘的同时也缺硒，则甲状腺功能减退会更严重；如发生在孕期，则新生儿会患克汀病。同时，这也说明了克山病的发生与硒和碘缺乏是有联系的。

3.3种硫氧还蛋白还原酶（TR）

TR可催化硒蛋白的代谢，维持肝肾功能，使氧化的维生素C还原再生。

4.硒代磷酸盐合成酶

参与硒半氨酸的合成。

5.硒蛋白–P

硒蛋白–P分布在心、脑、肾、肺、肠、睾丸、肌肉、眼睫状体、子宫、胎盘、造血细胞等组织中。其功能尚不清楚，有研究报道，硒蛋白–P可提供硒给脑和睾丸，以维持正常的神经功能和精子形成。

6.硒蛋白–W

硒蛋白–W分布在心、肺、前列腺、食管、小肠、舌、皮肤、隔膜、骨骼肌、肾和精囊中。其可能有氧化还原作用。

7.15KDa硒蛋白

15KDa硒蛋白分布在前列腺、肝、肾、睾丸、脑中。其功能尚不清楚，有研究发现，T细胞中含有15KDa硒蛋白，似乎可以解释补充硒后可降低前列腺癌发病率的干预试验结果。

8.其他硒蛋白

其他包括硒蛋白N、T、R、M、H、I、K、O、S、V，功能尚不清楚。

总之，全身所有的组织、细胞中无处不有硒，说明硒参与了所有的生命活动，不愧有"生命的火种"之美称。目前研究较多的是谷胱甘肽过氧化物酶，是含硒蛋白酶中的"明星"。

自由基的克星——硒

先说说什么是自由基？自由基是带不成对电子的原子、分子、离子或原子团，性质活泼、能量大、横冲直撞、攻击性强。其种类很多，目前以氧、碳、氮为中心的活性基团研究较多，其中对活性氧自由基（Ros）及其产物的研究最活跃（与人体健康关系密切），占研究报道的95%以上。

人体生命活动全过程的本质是一系列物质复杂的生物化学反应过程，实质是氧化还原反应。这过程中不停地进行着原子、分子和基团间的电子传递，有的失去电子，有的得到电子，周而复始、永不停歇，从而维持着生命活动。这就是自由基产生的基本机制，只要生命存在，自由基就会产出。

我们为了维持生命，每天要吃各种食物，而食物中的蛋白质、脂肪、碳水化合物等在胃肠道只有在酶的帮助和催化下分解成分子量最小的物质才能被吸收利用，进而给机体力量，让所有的组织、器官获得动力和营养，并且转化成维护、修复各组织、器官工作时的损伤，以及细胞需要的更新物质，促进呼吸（即呼出身体内产生的二氧化碳，吸入氧气）等。这些过程都在发生电子传递，不断产生着自由基。

生物学和医学领域中经常涉及的活性氧自由基是重要的自由基，包括超氧化物阴离子自由基、羟基自由基、氢过氧化自由基、单线态氧、臭氧、一氧化氮自由基、过氧化氢自由基等。很少量的活性氧自由基对健康是有利的、必需的，但若含量增加，则可发生损害，并且极易与其他自由基联合，使攻击力叠加，损伤加剧。活性氧自由基的产生与饮食营养、生活方式、生存环境因素最为密切。

总之，自由基的产生过程很复杂，生命一分钟不停止，自由基的产生也不会停下脚步，这是生物体在长期进化过程中保留的最高效的安全利用氧产生能量的途径。

体内少量的自由基是维持正常生理功能必需的。如前列腺素等的合成必须有活性氧自由基参与（前列腺素是一类由不饱和脂肪酸组成，对内分泌、生殖、消化、血液、呼吸、心血管、泌尿、神经系统均有作用的活性物质）；凝血酶原的合成必须有碳自由基参与；胶原蛋白的合成在细胞内外的全过程都必须有自由基参与；脱氧核糖核酸（DNA）的还原必须有酪氨酸自由基参与等。自由基可提高细胞内各种酶的活性，从而使这些反应过程得以正常进行。

适量自由基还有解毒、吞噬和杀灭细菌的作用。当细菌侵入机体后，吞噬细胞就会立即捕捉、吞噬细菌，同时消耗大量氧，产生较多具有很强杀菌作用的氧自由基（氧化氢）。

自由基发挥作用后或产生增多时，应及时清除，因为自由基在体内集聚过多反而会造成多方面的损害。目前全球慢性疾病高发，其病因主要是生活方式不良、环境污染、食品污染等，在其发病机制研究中，自由基学说是比较重要的理论之一，并得到学者们的认可。

癌症已经成为威胁当代人的顽症之一，随着自由基生物学和医学的深入研究发展，人们发现活性氧自由基与恶性肿瘤的发生、发展有密切关系。氧自由基特别是羟基自由基，最容易损伤DNA而引起致癌、致畸、致突变。并且，已有研究证实活性氧自由基在促癌作用方面有重要作用。经试验观察，随着人的年龄增加，尿中DNA的氧化产物排除量也会增加，表明随着年龄的增加，癌症的发病率也会增加。癌组织中脂质过氧化物的浓度比正常组织高，说明脂质过氧化物是致癌物质。

在低硒、缺硒地区高发的克山病患者体内，发现谷胱甘肽过氧化物酶活性低于非病区，由于无法清除组织中的过氧化物和氧活性自由基，从而使过多的自由基攻击心肌膜造成心肌损伤。

在什么情况下，人体内产生的自由基会增多呢？正常情况下，人在呼吸、运动和消化食物时都会产生自由基，而机体的抗氧化系统能及时清除，不会对健康造成伤害。当经常不合理饮食（高脂肪、高蛋白饮食等）、酗酒、吸烟、生活不规律（失眠、熬夜、缺少运动），或处于环境污染、食品污染、不良精神情绪、衰老、疾病状态等，会使体内产生的氧自由基大大增加，超出机体本身清除、排泄、修复组织的能力，再加上随着年龄的增加和患多种疾病等因素，更是雪上加霜。因此，减少自由基产生、及时清除自由基是防治慢性病的重要措施。

人体内有强大的自由基防御清除系统，它们是人体内的消防队，正常情况下会筑起一道道防线，控制自由基产生、随时清除过多的自由基，进而保护人体健康。人体的抗氧化酶系统就是最强大的消防队伍，其中最重要的是超氧化物歧化酶（SOD）、含硒酶（谷胱甘肽过氧化物酶）以及其他含硒蛋白。另外，维生素类抗氧化剂（谷胱甘肽、维生素E、维生素C、维生素A等）也是消防队之一。它们共同识别、捕捉、清除自由基，维持体内自由基处于稳态环境。

以上两类抗氧化剂构成了完整的防御系统，从氧化反应开始到最后生成自由基的全过程，在各个环节发挥作用，使体内自由基浓度维持平衡状态，这就是常说的抗氧化作用。若防御系统失灵，体内自由基就会积聚过多，对细胞结构和功能进行攻击，引起组织和器官损伤，进而引发多种疾病（如克山病、糖尿病、肿瘤、肥胖、高血压、关节炎、白内障、衰老等）。

谷胱甘肽过氧化物酶是生物体内广泛存在的一种重要的过氧化物分解酶，分布在所有组织、器官中，其活性中心是硒半胱氨酸。它包括有4种，从它们的分布特点就可以知道，其抗氧化、清除自由基的作用各有侧重，相当于不同兵种的消防队员。如胞浆谷胱甘肽过氧化物酶在肝脏和红细胞中含量最高，主要负责清除细胞呼吸代谢产生的自由基和过氧化物；血浆谷胱甘肽过氧化物酶参与谷胱甘肽的运输及清除细胞外的过氧化物；磷脂氢过氧化物谷胱甘肽过氧化物酶在睾丸中浓度最高，可抑制细胞膜氧化，保护精子形成；胃肠道专属谷胱甘肽过氧化物酶可保护胃肠道细胞免受食物中过氧化脂肪的损害。此外，含硒酶（谷胱甘肽过氧化物酶）能全方位抗击自由基的进攻，是全能消防队员。

硒真的是"抗癌之王"吗

据统计资料显示，1990年全球全部肿瘤发病病例达810万，死亡病例为520万；2000年新发病例达1010万，死亡病例为620万，全球有近半数的恶性肿瘤来自中国和印度等人口大国。在我国，恶性肿瘤死亡率自20世纪70年代一直呈上升趋势，疾病死亡原因中恶性肿瘤从第三位上升为第一位（2010年）。据世界癌症报告，我国每年有282万新发病例、196万死亡病例，2020年我国新发病例达到388万，死亡病例为276万。恶性肿瘤加重了医疗、科研、预防和干预等各个层面的经济负担及劳动力的损失。当前，恶性肿瘤已成为威胁人类生命和社会发展的重大疾病。

随着科技的发展和生活水平的提高，人们应该更好地享受生活，而不断升高的癌症发病率给我们的幸福生活笼罩上挥之不去的阴影。于是，人们开始寻找威胁人类健康的"魔鬼"到底是从哪里来的？

肿瘤的发生是多因素参与的多阶段病理过程。肿瘤发生的危险因素有很多，先说说环境因素吧。据流行病学资料显示，80%~90%以上的人类肿瘤与环境因素相关，其中化学致癌物首当其冲，目前确定有直接致癌作用的物质有氮芥、联苯胺、焦油、砷、氯乙烷；间接致癌的化学致癌物有亚硝胺类化合物、黄曲霉毒素和二氯联苯胺；有促癌作用的物质有糖精、苯巴比妥、烷化剂、四氯化碳、铅、汞。与这些因素相关的肿瘤有白血病、肺癌、乳腺癌、肝癌、胃癌、皮肤癌、泌尿系统肿瘤。

引起肿瘤的物理因素主要是电离辐射，其中来自天然或人为的包括X射线、紫外线，来自自然界的包括土壤、岩石、矿石、石棉、植物和建筑材料等。与其相关的肿瘤有白血病、肺癌、皮肤癌、甲状腺癌、乳腺癌、骨肿瘤、多发性骨髓瘤和淋巴癌。

病毒、细菌和寄生虫是引起肿瘤的生物因素，它们可引起细胞突变、DNA错误转录等从而导致细胞癌变。如乙型肝炎病毒和丙型肝炎病毒引起的肝细胞癌，EB病毒引起的鼻咽癌，人乳头瘤病毒引起的宫颈癌，幽门螺杆菌引起的胃癌等。

另外，生活方式与多种肿瘤的发生也有关系，称为"生活方式癌"。2010年，世界卫生组织调查显示，与癌症发生关系密切的生活方式有9种，包括饮食习惯不合理、过量饮酒、吸烟、肥胖、缺乏体育锻炼、不安全性行为、空气污染、家庭使用固体燃料、家庭被污染的注射器。其中，高脂肪、高蛋白、低膳食纤维的不良饮食习惯是大肠癌、胃癌的高危因素；过量饮酒是肝癌、口腔癌、食管癌的危险因素；肺癌、口腔癌和食管癌与吸烟有70%的相关性；与肥胖相关的肿瘤有子宫内膜癌、绝经后乳腺癌、结肠癌、直肠癌；缺乏体育锻炼与乳腺癌、结肠癌、直肠癌及前列腺癌有关；不安全性行为是宫颈癌的危险因素。

肿瘤发生的内在因素是恶性肿瘤发生的基础，包括遗传因素、免疫因素和营养因素。其中，营养因素包括营养状态（营养不良和营养过剩）、维生素 A、维生素 C、维生素 D、维生素 E、铁、钼、锌，特别是硒的摄入量，与多种肿瘤有关。

肿瘤的发生是机体易感细胞在多病因长期作用、多基因协同参与，引起多基因改变而逐渐发生的过度异常增生。其发生要经过几个阶段完成癌变，如细胞信息的转录、复制错误、细胞过度增生、细胞活动度增加而迁移等全过程。正常细胞被不良因素影响称为"第一次打击"，即恶性肿瘤发生的启动阶段，进而致癌物经活化代谢后与细胞膜、DNA 或蛋白质相互作用而引起细胞基因结构和功能的突变，这个阶段的细胞称为癌细胞启动细胞。若在此阶段有强大的力量阻止（消除致癌因素），使受伤的细胞得以修复，则癌变可能会停止，否则会随之进入恶性肿瘤发生的促进阶段。在促进阶段，癌细胞启动细胞在促癌物的持续作用下具有了克隆扩增能力，并在孕育着第二次、第三次，甚至多次的基因改变。此阶段相对较长，如果机体自身的免疫功能、修复功能较强，则癌细胞的发展会暂时静止；如果细胞基因受损严重或损伤积累，超过修复能力，则会进入恶性肿瘤发生的进展阶段。进展阶段的肿瘤细胞完全脱离了原始细胞的特性、形态，功能全部失常，并且能逃脱机体免疫防御系统的监视，进入增生失控阶段，具有了癌细胞的所有特征，如自动获得生长信号、对抗生长信号不敏感、复制能力无限、逃避细胞凋亡、血管持续生成、出现浸润和转移等。这时说明癌细胞已经开始"发狂"了。

那么，硒在癌症发生、发展过程中的哪个环节发挥作用呢？自由基聚集是慢性病的根源，也是癌症的根源。不少研究发现，被自由基攻击的细胞释放的活性氧自由基比正常细胞多，机体内的谷胱甘肽过氧化物酶和硫氧还蛋白还原酶（硒是活性中心）活性同时在升高，说明在自由基开始攻击时就开始和癌细胞抗争，不仅在受伤细胞开始变性的启动阶段，而且在多个敌人围攻的促癌阶段。而硒能催化氧化还原反应，削弱自由基的攻击力量；保护细胞膜，减少自由基对细胞膜的损伤；保护细胞膜的结构，防止细胞基因突变；抑制肿瘤细胞DNA合成，改变癌细胞内控制癌细胞分裂、增殖的内环境，从而发挥抑癌作用；抑制癌细胞葡萄糖的正常代谢，阻断癌细胞的能量供给，促使癌细胞凋亡；使癌组织内的血管保持完整，并筑起一道道防线，阻止癌细胞进入血液，阻止癌细胞随血循环向远处转移。

良好的机体免疫力是防癌、抗癌的基础，硒能激活癌细胞周围的自然杀伤细胞（NK细胞）、吞噬细胞等直接杀伤、吞噬癌细胞；改善或提高免疫功能，提高机体抗感染能力；诱导肝脏细胞消除致癌物毒力的能力；抑制前列腺素及其引起的炎症；延缓肿瘤细胞生长的速度。另外，硒还可使癌组织周围的纤维细胞增生，穿过癌组织，分割癌细胞，降低癌细胞的活力，防止癌细胞转移。当细胞产生自由基数量超过谷胱甘肽过氧化物酶等清除能力而活力下降时，细胞就会向恶性发展，其因果关系受到研究者的重视。

事实上，硒并不是单枪匹马地与癌细胞作战，还联合维生素E、维生素C一起战斗。国内外医学专家的多项研究证实，对癌症易感人群进行补硒可有效降低癌症发病率。这也说明硒能防癌、抗癌，逆转癌前细胞向癌细胞发展，控制癌细胞的生长速度等。在人类与癌症斗争的恶战中，下面的事实可证明，硒是一个"全能战士"。

1969年至1971年，Shamberger等经过一系列流行病调查、试验及临床研究指出，低硒地区和血硒低的人群中癌症发病率较高，尤以消化道癌和乳腺癌显著。这是最早的关于硒与癌症关系的研究报道。

中国医学科学院肿瘤研究所与美国癌症研究中心通过在河南林县进行6年的补硒试验，结果表明，肺癌死亡率下降26%，食管癌死亡率下降27%，普通人全癌症死亡率下降46%。

1984年至1990年，专家在我国江苏启东市（原启东县）肝癌高发区进行了6年的补硒（含亚硒酸钠15mg/kg食盐）干预试验。其结果表明，肝癌发病率由补硒前的52.84/10万显著下降到补硒后的34.49/10万。

1988年，著名科学家进行了震惊世界的迈阿密抑瘤试验。该试验挑选了59名濒危的不同种类的癌症患者，进行硒药效试验。4个月后，41名患者肿瘤缩小60%~100%。跟踪3年，发现49名患者还存活。

中国医学科学院协和医院医药生物技术研究所和北京金钟诚坤生物技术研究所利用富硒麦芽粉水提取物观察白血病患者证实，硒能抑制白血病癌细胞增生，使白血病的癌细胞衰老和凋亡。

1983年至1996年，美国亚利桑那癌症中心研究公布，Clark教授进行了为期13年的补硒双盲干预试验，受试者有1312名，其中653名每天摄入200μg硒。结果显示，总癌发病率和死亡率分别降低37%和50%，其中肺癌发病率可降低45%，前列腺癌发病率可降低63%，结肠癌、直肠癌发病率可降低58%。

有研究将30例进行化疗的晚期癌症患者分为两组，一组化疗+补充硒制剂，另一组单纯化疗，在治疗过程中进行免疫功能测定。结果表明，补充硒制剂组白细胞下降较少，淋巴细胞和吞噬细胞高于未补充硒制剂组，补充硒制剂组胃肠反应较轻。

2003年9月，美国FDA批准一项决议，即硒为抑癌剂，并允许营养型硒制品做出抑癌标示，允许以下声称：①硒能降低患癌风险；②硒可以在人体内产生抗癌变的作用。

依据日益增多的研究证明，足量摄入硒可以降低癌症风险和死亡率，硒是有效的抗癌营养素。

2012年10月29日，《美国国家科学杂志》报道Martinl.Smith的研究，表明硒蛋氨酸能够激活基因P^{53}。基因P^{53}可通过促使异常细胞凋亡或者阻碍癌细胞复制而发挥预防癌症的作用。在许多类型的癌症中也发现基因P^{53}发生了变异和失活。

2004年，美国癌症研究协会的《癌症治疗研究》报道，美国Roseveell癌症研究院显示，超大剂量硒（400~800 μg/d）与常规化疗搭配的有效率由20%~30%上升到80%。

回顾科学家们的防癌、抗癌研究历程，可以说明硒在防癌和抗癌的全过程层层设防，全方位拦截癌细胞，因而硒是对抗癌症的勇士，"抗癌之王"名不虚传。

心脑血管的健康卫士——硒

　　心脑血管疾病是当前威胁人类健康的"第二杀手"，这是一组以高血压、动脉粥样硬化为病理基础的慢性疾病。据调查数据显示，我国患高血压人数为2.6亿，每年还在增加200万的新发病患者；每年高血压死亡人数超过100万，存活的高血压患者有500万至600万，致残率为75%。高血压是心脑血管疾病的导火索，其危害呈连锁性，血压控制不良可引发高血压性心脏病、心力衰竭、心肌梗死、高血压肾病、脑卒中、阿尔茨海默病（老年性痴呆）、失明等。更让人担忧的是，很多人并不了解高血压的相关知识，有数据表明，高血压患者对自己血压变化的知晓率仅占30%，正规治疗率仅有24.7%，血压控制基本达标或稳定者仅占6.1%。因此，我国高血压人群脑卒中发病率较高，并且致残率、死亡率较高。高血压的阴霾长期笼罩着患者和家人，也给家庭和社会带来沉重的经济负担。

　　引起心脑血管疾病的危险因素主要有：①机体营养代谢紊乱，如血液中低密度脂蛋白胆固醇（LDL-C）增高、高密度脂蛋白胆固醇（HDL-C）降低、三酰甘油（TG）增高、同型半胱氨酸增高；②生活方式问题，如肥胖、高血压、糖尿病、吸烟、酗酒、缺乏运动；③不可克服的因素，如年龄、家族性高血压、绝经等。以上所有危险因素都可以引起动脉粥样硬化。

发生动脉粥样硬化的机制比较复杂，涉及遗传、环境污染和机体营养代谢等，但其有一个共同的变化，即体内发生一系列氧化应激反应，引起血管炎症反应和血管内皮功能失调。有充分的证据说明，炎症是动脉粥样硬化的启动反应，前面所述的危险因素如高血压、吸烟、酗酒等，均可以激发血管内膜的炎症反应，释放大量活性氧自由基，导致血管内皮功能损伤、失调。

血管内皮是动脉血管的第一道防线。血管内皮不仅可以保护血管平滑肌细胞和内膜的完整，而且是最大的内分泌器官和效应器。正常情况下，内皮细胞可维持血管的正常结构，调节血管的紧张度，分泌抗凝、抗血小板物质，并且具有抗炎作用，可防止炎症细胞向血管壁黏附和聚集，还有抗血栓的功能。另外，内皮细胞还能维持血液和组织间的营养物质交换。内皮细胞功能损伤是动脉粥样硬化的必备条件，而内皮细胞功能紊乱的根本原因是氧化应激反应引起的，氧化应激反应会产生过多的活性氧自由基，进而攻击损伤血管内膜。

高血压和糖尿病是促成动脉粥样硬化的确切因素，并且动脉粥样硬化发生最早。血压升高对血管壁产生的异常压力可改变血管的张力，而张力的变化可促进胶原蛋白合成，使血管弹性下降，为动脉粥样硬化打下基础。高血糖状态使蛋白质糖化、脂质过氧化过程加剧，特别是低密度脂蛋白被氧化，氧化的低密度脂蛋白可引起血管发生剧烈炎症反应，并通过受损的血管内皮渗透到动脉内膜下，在内皮细胞和巨噬细胞产生的氧自由基及被激活的催化酶作用下加速动脉硬化。高脂血症，特别是胆固醇和三酰甘油升高、高密度脂蛋白降低是内皮功能障碍和动脉粥样斑块形成的主要原因。内皮细胞损伤使细胞间空隙加大，低密度脂蛋白渗透到内膜下积累，血管中的抗氧化物质无法起到保护作用，病灶中的炎性细胞聚集可刺激内皮细胞合成、激活黏附分子，汇合氧化的低密度脂蛋白、炎性细胞形成粥样斑块，向血管中膜迁移和增生，这就是我们在动脉内膜上看到的米粒样的斑块。该斑块不稳定、有破裂趋势，内膜粗糙，管腔变窄，血流变慢，血液中的细胞、血脂、钙等会沉积在受损的血管内膜处，增加斑块的脆性，斑块破裂即形成游走的血栓。肥胖和超重也会使血管发生炎症反应，导致血黏度增加、升压激素增加，紊乱的脂肪代谢和蛋白质代谢都可以是动脉粥样硬化的重要危险因素。当能量摄入超过消耗时，物质代谢产生的活性氧自由基和氧化低密度脂蛋白会更多。来自全国30378名中年人群（35~64岁）的调查表明，超重和肥胖者中腹部肥胖患者冠状动脉粥样硬化性心脏病（简称冠心病）、动脉粥样硬化的发病率比正常人分别增加38%和57%。

还有一个威胁心脑血管健康的因素是大家不熟悉的，即同型半胱氨酸血症。同型半胱氨酸血症也是心血管疾病的危险因素之一，特别是心肌梗死和脑卒中患者血浆中同型半胱氨酸明显高于正常人。同型半胱氨酸是蛋氨酸的代谢物，在蛋氨酸合成酶的作用下可以重新合成蛋氨酸，此过程需要叶酸、维生素B_6、维生素B_{12}的辅助，然后蛋氨酸再降解为半胱氨酸。硒必须和蛋白质结合成硒蛋白才能发挥作用，硒蛋白的活性中心是硒半胱氨酸和硒蛋氨酸。当血硒降低或硒摄入不足时，必然会影响含硒蛋白酶的合成和活性。因此，如果体检时血液中同型半胱氨酸水平升高，则应引起重视，适当补充硒、叶酸、维生素

B_6、维生素 B_{12} 是十分重要的。

此外，妊娠、绝经后、卵巢切除等也可增强脂质过氧化，增加动脉粥样硬化的风险。

动脉粥样硬化发生的过程是氧化应激反应的结果。当机体遭受有害刺激（高血压、高脂血症、肥胖、酗酒、吸烟等）时，机体会产生大量活性氧、自由基，使机体清除自由基系统失衡，造成自由基在体内大量集聚，进而发生一系列生物炎性反应，引起血管内膜氧化应激损伤。因此，要防治动脉粥样硬化，首先要消除危险因素的存在，同时要增强人体自身的抗氧化能力和清除自由基系统的能力，硒就是这一系列抗氧化防御过程中必不可缺少的物质。硒是5种谷胱甘肽过氧化物酶和3种硫氧还蛋白还原酶的组成成分，这些抗氧化酶通过消除脂质氢过氧化物，阻断活性氧和自由基对机体氧化损伤，而对血管内皮发挥保护作用。

有报道称，对高脂血症模型家兔补硒可减少49%的动脉粥样硬化发病率，如果和维生素E结合可减少63%的动脉粥样硬化发病率（也有报道称减少68%），如果单用维生素E仅能减少25%的动脉粥样硬化发病率。此实验说明，硒有较强的抗氧化作用，如果和其他抗氧化营养素联合会增强抗氧化功效。另有动脉粥样硬化研究表明，55岁以上老年人早期的动脉粥样硬化与膳食中硒、维生素C的摄入量成反比。还有研究报道，联合补充维生素C和维生素E可降低冠心病的死亡率，比单独补充维生素E的降幅大。这是因为维生素C既可清除自由基，又可将氧化型维生素E恢复成还原型，继续参与抗氧化。

小贴士

　　氧化应激是指体内氧化与抗氧化作用失衡，是自由基在体内产生的负面作用，也是导致衰老和疾病的重要原因。

硒能让衰老放慢脚步

我们一般说某人近几年衰老得很快，不仅是说他外貌显老、头发花白、下肢活动不灵、老眼昏花、味觉改变、听力下降等，而且还意味着他记忆力下降，总爱忘事。人过60岁后会经常出现忘记把某东西放到什么地方，找东西让人心烦意乱；面对非常熟悉的人会突然叫不出名字；正在叙述一件事，忽然忘记后面要说什么等，这些均是脑功能减退的早期表现。

人脑分为大脑、小脑和脑干，这三部分承担着不同的功能。脑干是生命的中枢，呼吸、心跳、血压的控制中枢；小脑是身体平衡、协调运动的中枢；大脑是运动、感觉、记忆、情感、语言、思维的枢纽。大脑分为左右两个半球，二者的功能既各有所侧重又密不可分。左半球负责逻辑思维、计算能力、分析判断；右半球负责图像分析、形象构思、旋律整合等。

衰老是生命过程的晚期阶段，是一个持续发展的过程。实际上，这一过程从40岁就开始了，生理功能的衰退是一个逐步丢失的累积过程。衰老的表现有多种，主要表现为记忆和认知能力下降、睡眠障碍和情感变化。有科学家研究发现，人从20岁开始，记忆力和其他认知力就开始减弱，而且这种减弱的速度始终保持一致。也就是说，从20~60岁，人的记忆力和认知力的减弱速度是一样的，很缓慢、很微小，只是年轻人对这种减弱没有感觉，也不影响生活和工作。记忆和学习是两个不可分割的过程，学习是获得信息，记忆是把从外面获得的信息进行储存、分析提炼、提取应用的过程。睡眠是人的生理需要，通过睡眠可以让疲劳的神经系统、脑细胞得到休息，恢复功能。情绪是人对外界事物、周围人（同事、家人）的态度，是重要的脑功能，包括喜、怒、哀、乐、悲、惊、恐。睡眠障碍（减退）常常表现为入睡困难、早醒，大脑对睡眠的调控能力减弱也是衰老的表现之一。衰老引起的情感变化主要表现为情绪不稳、啰唆、焦虑、郁郁寡欢、注意力不易集中等。

正常情况下，老年人的大脑从外观上和年轻时相比有明显变化。年轻人的大脑像一个新鲜的核桃仁，沟回明显而饱满；而老年人的大脑沟回变宽、变窄，像陈旧的核桃仁，这说明大脑重量和细胞数都减少了，因而也就能很容易理解大脑功能下降的本质了。

人为什么会衰老？相关的研究理论很多，有中毒学说、遗传学说、免疫学说、内分泌学说、大脑伤害学说、细胞结构改变学说、自由基学说、交联学说等，这些学说都找到了一些依据，目的是为了揭示衰老的真相。

基因程序衰老理论认为，基因是衰老的第一决定因素，在生物体内有一个控制生长发育、衰老死亡的基因程序，程序运作到一定时限，人就会衰老，生命就会结束，意指生命周期受基因程序控制。日常生活中，我们会发现有的家族成员比其他家族同龄人要显得年轻、有活力，这可能就是基因程序运作有区别的原因吧。但该理论被人类的平均寿命在逐渐延长的事实所质疑，于是怀疑基因程序学说是否能操控寿命长短。

　　神经内分泌学说是研究最多的重要学说之一。人类的中枢神经系统有许许多多的神经细胞，神经细胞不仅能分泌神经激素，还能将神经系统传来的神经冲动转化为神经化学信息。由于作用的靶细胞和腺体不同，医学上将体内神经内分泌系统的腺体、激素的工作划分为几个"功能轴"，如下丘脑–垂体–甲状腺轴、下丘脑–垂体–肾上腺轴、下丘脑–垂体–性腺轴。以及与衰老有关的腺体–松果体轴。研究衰老的学者发现，老年人神经细胞分泌的激素会降低，如与学习、记忆有关的加压素降低，对抗加压素的催产素反而会升高。老年人松果体分泌的控制睡眠节律的褪黑素降低明显，本应白天分泌减少、夜晚分泌增加的节律也改变了。由此可以解释衰老的突出表现为记忆力、认知力和睡眠障碍的机制。

　　损伤积累衰老理论认为，人类一生要遭受许多损伤，如食物对健康的损伤、营养代谢产物、食物污染、空气污染、水污染、工作环境、噪音、精神压力等，尽管机体会调动自身的修复功能、免疫功能，但是由于几十年积累的损伤仍然会造成细胞和组织磨损、物质代谢异常，所以常常难以修复至完全正常。日积月累的损伤、缺失、错误修复、复制等，会导致各种慢性病的发生，也可加速衰老。

　　衰老的自由基学说更是成了众多学者的研究热点，也是历年国内外关于衰老的学术会议的重要话题之一。衰老是生命的一个生理过程，自由基学说被认为是衰老发生的基础。该学说是由1955年美国Harman教授提出的。自由基学说有两个基本点：一是衰老是由活性氧自由基对细胞成分有害攻击造成的；二是维持体内适当水平的抗氧化系统和抗氧化清除剂可以延长寿命和推迟衰老。通过对老年人群观察研究发现，与年轻人比较，老年人体内抗氧化酶活性下降，抗氧化营养素含量降低，脂质过氧化物水平上升。

自由基为什么会促进衰老？因为自由基有不成对的电子，其化学反应极其强烈，会从其他任何物质上抢来电子给自己配对，所以会引起体内正常生物化学反应紊乱，促使衰老发生、加速。

自由基攻击过程究竟发生了什么？由于自由基参与疾病和遗传控制的衰老性改变，对脂肪代谢、蛋白质代谢造成损伤，产生大量活性氧，激活炎症基因，所以会引起一系列与衰老有关的疾病。

氧自由基能使构成细胞膜的不饱和脂肪酸发生脂质过氧化反应，导致细胞膜结构和功能被破坏；被氧化的细胞膜不饱和脂肪酸产生醛类及其氧化分解物，这些产物与代谢中的氨基酸、核酸、酶类、糖类结合成结构复杂的脂褐素。脂褐素主要沉积在脑细胞、神经元、心肌、骨骼肌、肝脏、皮肤等处。沉积在皮肤下的脂褐素，就是人们常说的"老年斑"。如果出现老年斑，则是在提醒"人老了"。老年斑只会让人感叹人生苦短，不会有任何痛苦，但是如果脂褐素（老年斑）沉积在其他组织和器官中，则不仅难以消除，而且危害较大。脑内的老年斑会影响脑细胞的结构和功能。有研究报道证实，脂褐素在阿尔茨海默病患者脑中有明显沉积。这个发现给人们一个重要的提示，即抗氧化、及时清除自由基非常重要。脂褐素在体内积累过多后，会与酶结合，使酶失去活性，表现为谷胱甘肽过氧化物酶等抗氧化、抗自由基的酶系列水平下降，引起血管硬化的炎症基因表达增强。正常代谢被干扰，正常生理功能减退，会加速衰老；氧自由基会破坏人体蛋白质的结构，特别是使胶原蛋白变性、交联，引起关节僵硬及皮肤粗糙、弹性下降、出现皱纹。民间有"吃猪蹄抗皱"的说法，但如果知道了皱纹是如何发生的，就会发现吃猪蹄是不会抗皱的！抗皱霜也是没有用的。另外，自由基能引起DNA突变，影响性激素和胸腺激素的分泌、结构和功能，使机体免功能下降，进一步加速衰老。

脑功能衰退最常见的疾病是阿尔茨海默病，我国现有阿尔茨海默病患者600万以上，形势严峻。1901年11月25日，德国医生阿尔茨海默（1864–1915）在德国法兰克福医院收治了一名51岁的女性患者。该患者记忆力减退、失语、定向力差，常常不认识回家的路，有幻觉、妄想、偏执，并患有进行性精神障碍。后来她因严重感染性疾病而去世。阿尔茨海默医生对该患者的大脑组织进行病理切片观察，发现其大脑皮层有很多异常脑神经纤维和米粒状斑块。阿尔茨海默将此发现和患者的症状总结成论文并发表，随后相继有几位医生也发表了相同病例。1910年这一疾病被写入教科书，并以阿尔茨海默医生的名字命名。

阿尔茨海默病的发病机制很复杂，其中以自由基学说的解说最为有力。很多研究认为，在有氧代谢过程中，脑细胞线粒体不断产生活性氧自由基，其发病过程有神经细胞的损伤和老化、负责神经细胞和网络信息传递的神经物质缺陷或不足、自由基攻击造成的氧化损伤等。其具体表现为负责记忆和认知的大脑皮层区和海马区的神经细胞外有大量 β 淀粉样蛋白质沉淀，就像是一台精密的机器网络沾满了污垢，使神经细胞和网络之间的通路被堵塞；神经细胞内的蛋白质结构紊乱，神经细胞完全丧失基本功能；脑组织内出现星状细胞的炎症反应和神经细胞萎缩、消失；神经纤维缠绕无序，网络功能丧失；神经细胞的自身免疫、炎症等。有研究证实，正常的抗氧化防御功能减退时，氧化损伤就会发生。活性氧自由基对脑细胞膜脂质的过氧化作用以及对蛋白质、DNA的氧化作用会给脑细胞膜、脑细胞内环境、能量代谢、遗传基因等带来破坏性增强，从而造成脑组织的退行性变。

其实前面讲述的几种衰老学说与自由基学说的关联是十分密切的。体内氧自由基积累能引起基因突变，抗氧化和清除自由基系统的减弱会使基因程序失控。损伤积累的实质是各种生物反应产生的活性氧自由基过多和积累，造成组织、器官和细胞的损伤不可修复，进而逐渐发生衰老。

有很多研究有力地证实了衰老的真相：一是氧化应激、自由基积累是导致衰老相关行为和神经功能损伤的重要因素；二是由于老年人体内谷胱甘肽过氧化物酶活性下降，谷胱甘肽与总谷胱甘肽比例发生改变，抗氧化能力也急剧下降，神经细胞对自由基的攻击更加敏感；三是由于大脑对氧化应激敏感性增加，促使脑细胞对炎症的敏感性增加，介导炎症因子的表达也增加，反过来会加重氧化应激的损伤，并引起氧化应激反应的连锁反应，如蛋白质变性、糖代谢异常、DNA突变等。

前面介绍了硒只有在人体内和蛋白质结合以酶的形式才能发挥作用，人体有25种含硒蛋白酶，分布在全身各组织、细胞和脏器中，说明硒参与了所有的生命活动，其主要功能就是发挥抗氧化、清除自由基。由此可见，具有强烈抗氧化功能的硒以及以硒为活性中心的抗氧化酶具有阻止和延缓衰老的防治作用。

总之，减少自由基的产生、及时清除自由基、维护机体抗氧化、清除自由基的自我防御系统是抗衰老的有效方法。自古就有很多人在寻找长生不老的秘方和药物，长寿是人们的共同愿望，但衰老是不可抗拒的生命过程，任何人都会走完生命的周期。不过，硒宛如生命的火花，给生命以活力，让衰老的脚步放慢，让人们尽情欣赏人生道路上的美景。

硒是免疫系统中的"全能战士"

人体内有一个对健康进行监视、防御、调控的职能机构"健康安全部"，就是免疫系统。我们生活在大自然中，不仅获得阳光、空气、水和丰富的食物，也时时受到病菌、污染的空气、污染的食物、噪音等的伤害。虽然我们历经风风雨雨和无数的坎坷，但还是存活了下来，并且寿命反而逐渐延长，可以说我们身体内的"健康安全部"功不可没，它为我们设了层层防线，调动所有力量，分工明确，阻挡、消灭一切来犯"敌人"，保护着我们的健康。

免疫系统的"工作宗旨"主要有3方面：一是识别和清除入侵的细菌、病毒、污染物，让人的组织、器官免于受到攻击而患病；二是识别和清除体内衰老死亡的细胞、发生突变的肿瘤细胞、被打败的病菌残体、营养物质代谢的化学废物或其他有害的成分；三是修补受损的组织和器官，恢复其抵抗外来物侵害的能力。

免疫系统由3部分（"要害部门"）组成：一是免疫器官，包括骨髓、脾脏、淋巴结、扁桃体、阑尾、胸腺等，它们是固定的"战斗部门"；二是免疫细胞，包括淋巴细胞（T淋巴细胞、B淋巴细胞）、单核吞噬细胞、中性粒细胞、嗜碱粒细胞、嗜酸粒细胞、血小板等，它们是"消防队员"，一有情况立即集结，来之即能战；三是免疫活性物质，包括抗体、溶菌酶、补体、免疫球蛋白、干扰素、白细胞介素、肿瘤坏死因子等，它们是清除和消灭外来物的武器、修补受损组织的物质，称为体液免疫。下面重点介绍一下这3个部门的精英吧。

骨髓是各种血细胞、免疫细胞诞生、战斗力成熟、向周围输送战士的基地；胸腺是免疫细胞进一步成熟、职能分化的场所，随着年龄的增长，其功能在逐渐衰退，对感染和肿瘤的监视功能也在降低；脾脏是身体内的血库，还担任过滤血液的任务，不仅能除去死亡的血细胞，吞噬病毒、细菌，还能激活免疫细胞分泌抗体，是胎儿的造血器官；淋巴结分布在全身各处，全身有500~600个淋巴结、数十亿个淋巴细胞，是人体抵抗外来物的"哨所和大兵营"。当牙龈发炎时，颌下淋巴结就会肿大，这是各种免疫细胞集结的表现，说明它们要在这里和入侵的细菌决战了。

吞噬细胞是免疫系统的"哨兵"，当病菌穿透皮肤或黏膜进入人体后，吞噬细胞会迅速从毛细血管中聚集到病菌所在位置，将病菌包围并与其厮杀，很快将其消灭，若有漏网者跑到淋巴结，则淋巴结处的吞噬细胞会继续与细菌搏斗，将其消灭；若残余细菌进入血液和其他脏器，则那里的吞噬细胞会再继续战斗。淋巴细胞是体积最小的白细胞，是机体免疫应答功能最重要的细胞成分。淋巴细胞是一类具有免疫识别功能的细胞系列，按其发生迁移、表面分子构成和功能的不同，可分为T淋巴细胞、B淋巴细胞和NK细胞。T淋巴细胞（简称T细胞）、B淋巴细胞（简称B细胞）都来自造血组织，T细胞随血液循环到胸腺，在胸腺激素刺激下成熟，B细胞在骨髓分化成熟。T细胞主要在细胞内直接对抗、消灭病菌、异体细胞和癌细胞，不分泌抗体。T细胞还有免疫记忆，第一次感染一种病毒后，免疫系统能够将该病毒的毒力、侵害过程等记录在案，待下次再感染同一病毒时，免疫系统会快而准地对其进行吞噬和消灭。B细胞可分泌免疫球蛋白（抗体），参与体液免疫和免疫调节。NK细胞可以随时在原地对外来侵害发挥细胞毒性作用，防止其逃跑。抗体是由B细胞分泌的，被免疫系统用来鉴别和中和外来物质（细菌、病毒等）的复杂大分子蛋白质，存在于B细胞的细胞膜表面。抗体具有识别特定外来物（如流感病毒）的功能，并与其结合，使外来物失去活性，这种外来物称为抗原。抗体有IgM、IgG、IgA、IgE、IgD5类，其中，IgM、IgG、IgA最重要，作用也最明确。IgM是免疫细胞得到警报后最先分泌的抗体，它将病菌包围、聚集成堆，便于吞噬细胞吞噬、消灭；IgG可以中和毒素，作用持久，是胎儿期母亲唯一通过胎盘输送给胎儿的抗体；IgA分布在黏膜，有中和抗原的作用，也是胎儿和新生儿期最重要的抗体。干扰素是一组多功能的活性蛋白，是一种广谱抗病毒剂，可以刺激病毒细胞内产生抗病毒蛋白，从而抑制病毒复制，还可以增强免疫细胞的活性、调节免疫功能。

我们每天会随时受到病菌和有害物质的威胁，它们通过口腔、鼻孔、皮肤黏膜、胃肠道侵入人体内，但我们并没有天天患病，是谁在保护我们呢？是强大的免疫系统！那么，免疫系统是如何保护我们健康的呢？免疫系统的工作既有分工，又有合作，有条不紊地随时监视着各种伤害，通过设置层层防线保护着人体健康和组织、器官的正常运行。当病菌、病毒、有害物质侵入人体后，吞噬细胞会首先发起进攻，将病原体吞噬，细胞内的酶将病原体分解成无数片段，使病原体的残渣被挤到吞噬细胞膜表面作为信号向全系统报警，随后吞噬细胞分泌特殊物质激活T细胞、B细胞的杀伤力和释放抗体，一方面阻断病菌与正常组织器官接触，另一方面与病菌结合阻止病菌的毒力和繁殖能力。免疫系统就是这样全力以赴地保护着人体健康的。

硒是唯一与病毒感染有一定直接关系的营养素，几乎存在于所有的免疫细胞中。许多研究证明，硒是通过谷胱甘肽过氧化物酶（5种）、硫氧还蛋白还原酶（3种）来调节免疫细胞的杀伤力和参与免疫调节作用的。有研究报道，吞噬细胞吞噬病菌后，可将其包在细胞中的"杀伤室"杀灭。

通过以下事实可证明，硒是人类免疫系统强大功能不可缺少的营养素。

老年人、营养不良者常常存在免疫系统减退和老化，补充硒后，发现外周淋巴细胞增加幅度＞50%，B细胞分泌的分泌能力显著提高，免疫球蛋白的合成增加，NK细胞的毒力增强明显。这说明硒是人体免疫系统的物质基础。

柯萨奇（肠道）病毒学说是克山病的病因学说之一。临床研究证实，人体在缺硒状态时，感染柯萨奇病毒后的病毒突变率增加，缺硒组织中病毒的数量也增加，炎症反应强烈，细胞内氧化应激反应激烈。研究还发现，感染早期吞噬细胞聚集，但感染中后期吞噬细胞数量明显减少，炎症也未得到控制，细胞中的硒蛋白水平明显减少，这说明抗感染过程对硒的消耗增加了。

有美国学者曾做过非常有趣的系列实验。柯萨奇病毒类型中有的具有损伤心肌的能力，而有的无致病性，这位学者将无致病性的柯萨奇病毒分别接种到一组不缺硒的小鼠体内和一组缺硒的小鼠体内，经过一段时间后，分别从两组小鼠体内分离病毒，再分别将分离的病毒交叉接种到小鼠体内。研究结果发现，从缺硒小鼠体内分离的病毒可引起不缺硒小鼠心肌损伤，而从不缺硒小鼠体内分离的病毒对缺硒小鼠无致病性。这一实验说明，在缺硒状态下，感染病毒会使病毒致病性发生变异，成为致病性病毒，并增强致病性。此类实验可重复性很强，被多次证明。原中国预防医学科学院夏奕明教授的研究生通过研究发现，柯萨奇病毒在低硒条件下，在人脐静脉内皮细胞中培养柯萨奇病毒，使其传代20次引起病毒变异，再将变异病毒接种到小鼠体内，结果引起小鼠心肌损伤。另一位美国学者将A型流感病毒接种到缺硒小鼠体内，发现病毒毒力明显增强。

此外，有多个动物实验都证实，补硒后的动物二次感染的病毒率明显降低。如给感染病毒（如艾滋病病毒）的低硒动物补充硒后，可在一定程度上抑制病毒复制；注射脊髓灰质炎疫苗的低硒动物，补硒后发现T细胞的高峰提前，病毒排出体外的速度加快。

目前，有近10个国家的研究机构对硒免疫作用机制的研究结果是一致的，即人体硒状态与谷胱甘肽过氧化物酶水平、总淋巴细胞数呈显著正相关。补硒可增强谷胱甘肽过氧化物酶活性，增加淋巴细胞的转化和活性。人体内保持充足的硒水平，就是为免疫系统储存着强大的军队和战备物资。

硒能拨开双眼云雾见光明

我们常说，眼睛是心灵的窗口，意思是说，从目光可以折射出人心灵的光芒、情感、胸怀和修养。"目光"二字启发了无数文人的创作灵感，因为其含义无穷。目光可以是针对不同年龄、身份、性格、状态的人，也可以表明对事物和大自然的认识和态度；目光可以传递出不同的情愫，可以是失望、绝望、期盼、无奈、坚定、冷淡、冷酷，也可以是慈祥、关爱、深情、快乐、活泼、气恼等。目光会告诉你一段经历、一个故事、一份情感；可以让人了解一个人的胸怀、学识和修养；还可以承载着关怀、期盼、激励，可以是温暖，也可以是冷漠。

目光虽是一个文学形容语，但从眼球的结构和功能是可以找到科学依据的。眼球就像一部照相机，在眼睛一眨一眨的过程中可以记录下看到的一切，有喜悦、有悲伤、有知识、有丑陋、有善、有恶。

我们形容一个人的眼睛炯炯有神，其实是因为看到了眼球前部明亮、无色的黑眼球部分，称为角膜。它像一个小碗扣在眼球上，对光有汇聚和折射作用。它很薄，中间厚度仅有0.55mm，周围仅有1mm。这么薄的一层膜却有5层结构，分别为上皮细胞层、前弹力层、基质层、后弹力层和内膜层。角膜上没有毛细血管，但有丰富的触感神经和极高的敏感性，对眼睛具有保护作用。当灰尘颗粒进入眼睛时，眼睛会感到痛、酸、磨，然后鼻涕、眼泪一起流下来，这其实是因为触感神经将刺激信息传递给大脑，大脑立即发出指令给泪腺，分泌大量泪水冲走外来客。我们形容一个人很计较，常说他"眼睛里掺不得沙子"，确实，再小的沙子，眼睛也是要赶走的。

白眼球是包裹整个眼球的外壳，其基质较坚硬，对眼睛起保护作用，约占眼球的5/6，称为巩膜。其外覆盖着6条眼外肌（上、下、内、外直肌，上、下斜肌），可以控制眼球向各个方向转动。

虹膜在角膜后面，中间是瞳孔。瞳孔是光线进入眼睛的唯一通道。虹膜呈深褐色或蓝色，上面有许多排列规律的小纹理，每个人的排列规律是唯一的，就如指纹一样，很多"刷脸"识别技术就是通过部分利用此原理实现的。瞳孔的放开和缩小是由瞳孔环状括约肌和瞳孔条状开大肌调节的。当光线强烈时，环状肌收缩，瞳孔缩小，使进入眼睛的光线减少，防止强光灼伤眼底；当光线弱时，开大肌收缩，瞳孔开大，使进入眼睛的光线增多，从而可以在弱光下看清物体。

晶状体相当于照相机的镜头，是悬挂在眼球前部的"凸透镜片"，中间厚、周围薄，富有弹性。其作用是将物体的光线汇集和折射到视网膜上，使眼睛看见物体。晶状体还有滤光作用，可以滤去部分紫外线以保护视网膜。晶状体靠齿状悬韧带、睫状肌固定和调节。当看远处物体时，睫状肌放松，晶状体变扁，晶状体的轴变短；当看近物时，睫状肌收缩，压迫晶状体前凸增厚，晶状体轴变长。晶状体通过灵活变化以保证物体在视网膜上留下影像。当晶状体轴的灵活性变差时，就会引起近视（轴变长）或远视（轴变短）。

晶状体是无色透明的，由晶状体囊、晶状体皮质和晶状体核构成。随着年龄的增长，皮层也会增厚，一层层挤压晶状体核，使核变得越来越硬、越来越大，同时晶状体的颜色也在变化，中年以后多从无色变成淡黄色，老年变成黄褐色，甚至变成灰白色（白内障）。

玻璃体是晶状体之后较大的空腔，约占眼球体积的3/4。其含有98.5%的水和少量的脂肪、盐、透明质酸，呈无色透明，负责支撑眼球。

在配眼镜检查视力时，有时医生会说"屈光不正"，意思是说眼球的屈光系统不协调了，发生了近视、远视等。屈光系统主要包括角膜、晶状体和玻璃体。

视网膜在巩膜后壁最内层，相当于电影的屏幕和照相机的底片。视网膜的中心凹区因富含叶黄素而称为黄斑区，这里有约700万个视锥细胞，是视觉最敏感的区域，也是最薄的部分，但其组织结构有10层，十分精细（眼球的其他部位是没有视锥细胞的）。黄斑区是接受和分辨光线信息最准确的部分，检测视力其实就是检查黄斑区中心视力。因此，检查眼睛一定要查看黄斑区，若其稍有病变则视力就会出问题。下面介绍两种常见的老年人眼病。

1.老年黄斑变性

老年黄斑变性是威胁老年人的常见视网膜疾病，也是老年人视力损伤和致盲的主要原因。随着年龄的增长，其发病率也在升高，70岁以上人群的发病率约为30%，全球患病人数约有3000万，每年约增加50万。老年黄斑变性发病隐匿，早期视力下降缓慢，不易觉察，往往误认为是老花眼；中期则可出现视物变形、阅读困难、视中心出现暗点。其眼底变化可见黄斑部色素紊乱、中心凹处光度消失、散在玻璃疣、黄斑部出现地图状萎缩变化，严重者可能会永久失去视力。

哪些人易患老年黄斑变性呢？本病多见于50岁以上老年人，女性多于男性。长期暴露在紫外线、强光环境内，未予以保护措施者，长期吸烟、酗酒者，高血压、糖尿病和血液抗氧化剂水平下降者也易患老年黄斑变性。由于目前还没有有效的治疗方法，所以预防和阻止病情进展是最重要的。

老年黄斑变性的黄斑部位到底发生了什么？正常情况下，视锥细胞和色素上皮细胞是一对好搭档，每天视锥细胞代谢脱落的外节盘都由色素上皮细胞吞噬、消化、排泄，使视锥细胞内外保持平衡，发挥正常功能。当眼球经常被强光照射（包括紫外线、蓝光），使强光消耗血液中的氧增多，产生的氧自由基也增多，或因糖尿病、高脂血症、强烈运动使耗氧量增加等，都可以使视网膜和附近血管自由基堆积，导致体内的抗氧化酶类如谷胱甘肽过氧化物酶和超氧化歧化酶无力清除过量的自由基，极容易发生氧化应激反应，从而使视锥细胞和外节盘膜受到损害、变性、死亡。这样也会使色素上皮细胞的消化降解酶系统无法识别氧化变性的外节盘膜，无法降解而形成脂质过氧化物。

于是外节盘膜的残体在色素细胞内堆积，造成色素细胞代谢紊乱、功能障碍，出现分泌功能异常。同时，脂质过氧化物沉积在玻璃膜上逐渐增厚可变成玻璃膜疣和色素沉着，沉积在视网膜上称为视网膜小疣，可见散在的淡黄色小点，质地坚硬。由此，视网膜中心细胞和中心区支撑组织均会受到损害，导致中心视力从模糊斑点发展为视力丧失。进而视网膜下面会有异常血管增生，并向黄斑区伸展、这些血管较脆，易出血和渗出，会加速黄斑区损伤，造成严重视力丧失（图10）。

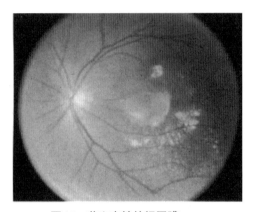

图10　黄斑变性的视网膜

目前老年黄斑变性的病因尚不十分清楚，但衰老、体内抗氧化清除自由基系统功能下降、自由基损伤和氧化应激反应是引起老年黄斑变性不可忽视的病因。有日本学者对老年人进行了一项老年黄斑变性的对照研究，研究者检测了未患老年黄斑变性、早发老年黄斑变性、晚发老年黄斑变性者的血清中抗氧化维生素和生物素的水平（维生素E、β-胡萝卜素、维生素A、叶黄素等），并比较了早发和晚发老年黄斑变性的发病率。结果发现，抗氧化维生素对晚发老年黄斑变性有抑制作用，与早发老年黄斑变性没有关联。这说明单纯补充抗氧化维生素对老年黄斑变性的预防作用不明显。2008年，Paris等评价了短期补充抗氧化维生素对非进行性老年黄斑变性的影响。该研究中干预组补充抗氧化维生素和抗氧化微量元素（硒、锌），对照组不补充任何抗氧化营养素，为期1年。结果发现，在6个月和1年时，干预组的中心视网膜（0°~5°）的功能显著改善，而周围视网膜（5°~20°）没有变化，说明对于非进行性老年黄斑变性，联合补充抗氧化维生素和抗氧化微量元素可以修复中心视网膜的选择性功能失常。

硒是人类和动物生命中必需的微量元素，是重要生物酶活性的中心，所有的细胞和组织中都有硒的分布。人体硒的总含量为14~21 mg，其按照脏器含量排序，则肝脏＞胰脏＞心脏＞肾脏＞脾脏＞眼睛＞指甲；按单位面积计算，硒含量最高的是眼睛，约有7 μg。鹰能在3000米的高空看到奔跑的兔子，并能准确捕捉到。这种超级的视力吸引了研究者们的注意。经研究表明，鹰眼中含谷胱甘肽过氧化物酶7 μg，含谷胱甘肽过氧化物酶700~800 μg，按体重比计算，其含量是人的1000倍。因此，硒是维持良好视力的重要物质。随着年龄的增长，体内抗氧化系统在逐渐衰老，并且慢性病也在大大消耗体内抗氧化营养素和抗氧化酶系，特别是硒，因而及时补充，防患于未然是最明智的选择。

阿姆斯勒表的应用

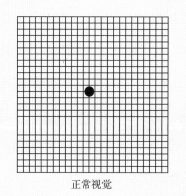 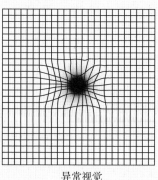

正常视觉　　　　　　　　　异常视觉

图11　阿姆斯勒表

双眼盯着图中的黑点，如果所看到的线条是直的，粗细如图，深浅如图，方格大小均匀一致，则为正常。老年黄斑变性患者会出现线条扭曲、方格大小不一、颜色异常等表现。

2.老年性白内障

据统计，世界上有3000万至6500万的白内障患者，白内障是导致65岁以上老年人失明和残疾的主要原因。据预测，在不久的未来，55岁以上老年人患白内障的人数将增加4倍。中国老年人白内障的发病率随年龄增加呈上升趋势，58~67岁的检出率为8.93%，68~77岁的检出率为43.17%。

白内障的症状主要有视力减退、近视、单眼复视、飞蚊症等，一般从单眼开始发病，另一眼后发病。

构成晶状体的主要成分是蛋白质，晶状体内没有血管，其营养来源是由房水供给的。衰老、房水代谢异常、营养不良、糖尿病、外伤、中毒、辐射、吸烟等都可以引起晶状体代谢紊乱而发生蛋白质变性、混浊和不透明。这些病因引起晶状体蛋白质变性的机制是什么呢？随着年龄的增长，房水和晶状体内的硒含量在逐步减少，抗氧化酶的活力降低，丙二醛的含量升高。房水和晶状体内的自由基增多、脂质过氧化产物浓度升高，对蛋白质的攻击、破坏加重，出现晶体蛋白质进行性氧化、断裂、交联，不溶性蛋白质增加，黄色素沉着等。不少研究报道，晶体内氧化应激是白内障发生的启动因素。紫外线照射和吸烟同样可以引起晶体蛋白质氧化损伤，促进白内障的发生和发展。营养不良是由食物中缺乏抗氧化维生素（维生素 B_2、维生素 C、维生素 E）、硒、锌、钙、镁等，导致体内抗氧化酶和蛋白质代谢酶的缺乏及其活力降低，出现晶体内自由基清除障碍所致。另外，缺硒还可影响抗氧化维生素的利用，引起抗氧化维生素氧化、破坏。糖尿病患者白内障发病率高、进展快，其原因是晶体内高血糖转化成梨醇和果糖增多，并聚集在晶体，引起代谢紊乱，从而促进白内障发生。

　　目前，关于老年性白内障与硒、抗氧化维生素的关系研究有很多报道。日本后藤修先生首次探讨了新生大鼠成长过程中血硒浓度变化对其的影响，发现缺硒的新生大鼠会发生白内障。经检测发现，新生大鼠体内谷胱甘肽过氧化物酶活性下降、过氧化物增加、晶体脂质膜破坏。Karakucuk 等报道了硒与老年性白内障的关系，发现老年性白内障组晶体内硒含量明显低于对照组；房水中的过氧化物浓度高于对照组。这说明房水中谷胱甘肽过氧化物酶含量下降，导致清除过氧化物的能力下降，脂质过氧化物堆积、沉淀，因晶状体的氧化损伤而出现蛋白质变性。Valero通过病例和对照研究，探讨了抗氧化维生素（维生素C、维生素E、维生素A、β-胡萝卜素、β-隐黄素、番茄红素、玉米黄素、叶黄素）和锌、硒之间的关系，以及地中海人群白内障的发病风险。该研究选343例白内障患者为病例组，另选334例与年龄（45~74）、性别匹配的健康人群作为对照组。研究采取食物频率调查，并收集了有关吸烟、饮酒、教育等潜在混杂因素。其结果证实了适量抗氧化维生素和矿物质对老年人晶状体具有保护作用。Karcioglu报道的年龄相关性眼病研究（AREDS）显示，联合应用抗氧化维生素和抗氧化微量元素可使老年性白内障发病风险降低25%；单独应用抗氧化维生素则无此效果。在人群队列研究中，在膳食中长期补充抗氧化微量元素（锌、硒）可长期防止老年性白内障的发生，并可使早期老年性白内障的发病率降低46%。

由此可以说明，随着老年人年龄的增加，抗氧化维生素和抗氧化微量元素的吸收利用率在下降，多种慢性病的折磨也影响着抗氧化系统的有效功能，预防老年黄斑变性和老年性白内障十分重要，因为如果已经发病，治疗效果是微弱的。

硒是肝病的天敌

　　肝脏是人体最大的腺体，它的总重量为1200~1600g，大约是人体体重的1/50。肝脏是人体最大的生物化工厂，生命需要的各种物质的加工、合成、输送都在这里完成。它不仅在糖、脂肪、蛋白质、维生素和激素等代谢中起重要作用，还具有分泌、排泄和生物转化等功能。

　　先说说肝脏在糖代谢中的作用吧。首先肝脏能维持血糖稳定。我们都知道糖尿病的最大特点是"高血糖"，一切危害也是从高血糖开始的。健康人进食主食、糕点、甜饮料后，食物中所含的糖在肠道被分解为葡萄糖吸收进入血液中，肝细胞在胰岛素的帮助下迅速利用葡萄糖合成肝糖原（复杂糖）储存在肝脏，防止血糖升得过高。当空腹（饥饿）时血糖下降，肝脏迅速分解肝糖原，释放葡萄糖进入血液，以维持正常的血糖水平，让我们能继续维持充沛精力，防止低血糖的发生。如果继续没有食物补充，肝脏会动员身体组织中的蛋白质、脂肪通过糖异生作用转化为葡萄糖维持血糖的相对稳定。低血糖的发生不仅让人因全身无力而降低工作效率，而且对老年人、糖尿病患者、心血管疾病患者、高血压患者等也是十分危险的。

　　肝脏是唯一的白蛋白合成器官，还参与球蛋白、纤维蛋白原和凝血酶原的合成。另外，蛋白质代谢产生的氨是有害的，肝脏能提供氨作为尿素合成的原料，还可以再合成氨基酸，从而循环利用。

肝脏是脂肪、胆固醇、磷脂和脂蛋白合成、运输、释放、分解的枢纽，并且几乎包揽了所有维生素的合成和储存，如维生素 C、维生素 D、维生素 E、维生素 K、维生素 B_1、维生素 B_6、维生素 B_{12}、叶酸等，95% 的维生素 A 储存在肝脏。维生素参与许多辅酶的合成，维生素 D 和胡萝卜素只有在肝脏中被活化才能有生物效应。另外，肝脏是许多激素（甲状腺素、肾上腺素、胰岛素、雄激素、雌激素）生物转化、活化或排泄的重要场所；对激素的作用时间、强度有调控作用；多种激素（如多肽类激素、类固醇激素、抗利尿激素等）的灭活是在肝脏进行的，然后通过胆汁排出体外。肝脏是胆汁分泌的唯一来源，24 小时分泌胆汁约 1000ml。胆汁是脂肪消化吸收的催化剂，也是脂溶性维生素（维生素 A、维生素 D、维生素 E、维生素 K）吸收所必需的，还是肝脏排除毒素的溶剂。肝脏还参与水盐和酸碱平衡，保证人体内环境的正常和稳定，是生命活动安全进行的必要条件。

人体内有很多种激素参与生命活动，激素水平的高低直接影响着生命活动的安全和质量，因此激素的合成和灭活应处于平衡状态。激素的分解和转化主要在肝脏，从而可以调节激素的水平和作用时间。如胰岛素低于正常会引起糖尿病，若某一段时相过高则会发生低血糖；慢性肝炎、肝硬化时，肝脏灭活雌激素能力下降，就会出现男性乳房女性化、肝掌等。

肝细胞分泌胆汁并储存在胆囊，当含脂肪的食物进入肠道后，胆汁被排泄进入肠道，乳化脂肪可以帮助脂肪分解、消化和吸收。同时，体内过多的胆固醇、衰老红细胞内的血红蛋白被肝脏转化后也随胆汁排泄入肠道。

　　肝脏还是一个强大的解毒工厂。来自体内外的毒性物质如药物、毒物、食物代谢的废物（毒物）等，都要通过肝脏转化、分解，经过生物转化进入胆汁，进而排出体外。硒与金属有很强的亲和力，在体内与汞、镉、铅等结合合成金属硒蛋白复合物，可减低或消除其毒性，并利于排出体外。30多年前科学家们发现，金枪鱼体内虽然汞含量很高，但由于人体内有充足的硒，所以人们仍可以安全食用。这一结论在对金枪鱼捕食者海豹的研究中得到了证实，并在后续的研究中再次得到了证实。当给大鼠喂食致死量的甲基汞时，有硒保护的大多数大鼠都存活下来了。使重金属毒性降低的原因是硒蛋白–P紧密结合了这些重金属，使其失去毒性。在第四届硒在生物学和医学中的作用国际讨论会上，有关专家进一步研究发现，这一拮抗效应是通过2.5~8个硒原子与一个汞原子结合实现的。

　　蛋白质在代谢过程中的分解产物有氨和胺类物质，肠道内食物和寄生细菌分解过程会发生腐败、发酵而产生氨，又会被吸收进入肝脏。肝脏在功能正常的情况下会利用这些氨和胺作为原料合成尿素，再通过尿排出体外；若肝细胞受损，血液中氨浓度升高，会引起肝性脑病，甚至威胁生命。醉酒是由于酒精代谢物乙醛和体内的某些物质结合而发生的，正常情况下肝细胞会将乙醛去氧化为醋酸并排出体外，而过量饮酒则会损害肝细胞，因此肝脏患病时，解毒功能也会有一定受损，无论是外来的还是体内产生的毒素，都会积聚在体内。

　　肝脏生物转化解毒的形式有氧化作用（如酒精）、还原作用（如药物氯霉素、硝基苯）、水解作用（如普鲁卡因），以及最重要的结合作用。结合作用是利用体内的酶系统发挥强大的解毒功能，其中谷胱甘肽过氧化物酶和硫氧还蛋白还原酶是重要的酶。

从以上讲述可知，肝脏把从食物中吸收来的营养素进行再加工，再经过复杂的转化来构建人体组织、器官的基本物质，也是生命生存的物质基础。但是，由于肝脏的生理负担沉重，常常受到内外各种因素的伤害，导致肝脏疾病的发生，而肝脏一旦患病，则全身响应，即消化系统、神经系统、心血管系统、脑神经系统均可受累。如最常见的乙肝，其急慢性症状呈渐进性，可表现为恶心、呕吐、食欲不振、黄疸、肝大、周围神经炎、贫血，严重时可合并肾炎、心肌炎、肺炎等。因此，肝脏的健康是生命存活的关键。

为什么说"硒是肝病的天敌"？

肝病困扰着人类，其中乙肝的发病率最高，我国乙肝患者约有2800万，无症状乙肝病毒携带者有1.2亿，这些携带者可有20%最终转化为各种慢性肝病，因此防治肝病是目前十分重要的问题。关于硒与肝病的研究是医药界的热点，科学家施瓦茨发现硒有营养作用，就是从硒与防治肝病有关研究开始的。

据统计，从各个角度研究硒与肝病关系的课题和论文约有8700多篇，研究表明，硒被认为是肝病的天敌，乙肝迁延不愈与患者体内缺硒有很大关系，科学补硒对防治肝病有很好的效果。如1984年至1990年在我国江苏启东市（原启东县）肝炎高发区和肝癌高发区进行的6年补硒（含亚硒酸钠15mg/kg食盐）干预试验。其研究结果表明，肝癌发病率由补硒前的52.84/10万显著下降到补硒后的34.49/10万。

乙型肝炎表面抗原（HBsAg）是乙型肝炎病毒的外壳蛋白，不具有传染性，说明体内仍有病毒存在。

乙型肝炎表面抗体（抗-HBc）是乙型肝炎病毒抗原刺激人体免疫系统产生的抗体，它能中和乙型肝炎病毒的感染力，保护人体免受病毒的再次攻击。

硒防治肝病的贡献究竟有哪些?

1.增强肝病患者的免疫系统功能

在肝病的演变进程中，患者的免疫系统功能起着重要作用，广东医科大学附属医院肝病科高孝慈课题组对7种肝病患者红细胞免疫功能的研究发现，肝病患者红细胞内循环免疫复合物（CIC）明显增高，这种复合物参与了对肝细胞的损害，红细胞中的免疫黏附增强因子明显减少，同时患者淋巴细胞功能低下；研究者对急慢性肝炎、肝硬化、肝癌的测定结果相同，只是程度不同，肝炎早期CIC和淋巴细胞变化较肝癌小。扬州市江都人民医院对128例急性乙肝患者的发硒进行研究，发现肝炎早期患者的发硒明显下降，稳定期稍有上升，恢复期再度上升，但是仍低于正常值，由此证明，肝病患者由于缺硒，患病前和患病后免疫力是降低的，直接影响了患者免疫系统识别和抑制病毒的能力下降，使机体难以清除病毒，而病毒存留体内是肝病迁延不愈的原因之一。补充硒能刺激机体的体液免疫和细胞免疫增强、保护肝细胞、抑制病毒复制、抑制肝病发展和复发，因而肝病患者补硒是必要的。

2.提高机体抗氧化能力，预防肝纤维化

肝病患者的抗氧化系统受到病毒和自由基的攻击和损害，由于机体清除自由基的能力下降，所以自由基积聚会进一步损害肝细胞和肝功能，从而导致病情恶化。解放军452医院肖旭对氧化自由基与肝病关系进行研究。该研究对200例急慢性肝炎、肝硬化和肝癌患者测定超氧化物自由基、氢氧自由基等4种自由基，发现其作用均发生了改变，周围血的过氧化脂质除肝硬化外，均明显高于正常值。解放军413医院传染科许义杵通过研究自由基拮抗剂在肝病中的应用，对急慢性肝炎患者应用自由基拮抗剂治疗时发现，还原型谷胱甘肽的生成率升高，可抑制磷酸脂酶活性，从而保护肝细胞免受自由基攻击，诱导肝细胞再生。重庆医科大学、中国人民解放军陆军军医大学和白求恩医院也对重症肝病和肝硬化进行了类似研究。

硒是强抗氧化剂，也是谷胱甘肽过氧化物酶的活性中心，该酶不仅具有抗氧化功能，还能保护肝细胞膜的结构完整、加速过氧化脂质分解、促进肝功能恢复、防止肝纤维化发生。肝纤维化是肝病发展的一个过程，硒能阻断向纤维化发展。

3.阻断病毒突变，防止肝病复发和病情恶化

硒是唯一与病毒有直接关系的营养素，在缺硒的状态下，病毒极易突变、加速复制，使病情迁延和恶化，而补硒可直接阻断病毒

突变。

　　总之，补充硒能提高患者免疫力、加强清除自由基能力、加速脂质过氧化物分解，并在修复损伤肝细胞的同时，可使药物治疗更能充分发挥作用，可以说硒在调理肝病方面具有重要作用。硒，不愧是肝病的天敌。

硒能降糖还是升糖

糖尿病是当前流行的一种危害较大的慢性疾病，我国现有糖尿病患者2.19亿，其患病率在逐年增加，并且糖尿病前期人数也很庞大。当组织内三酰甘油升高时，对能量需求较高的组织、细胞如胰岛B细胞（分泌胰岛素的细胞），对葡萄糖的敏感性降低，进而使血糖调节失灵。因此，糖尿病危害的根源来自持续长期的高血糖，导致全身性代谢紊乱，从而对全身重要组织和器官造成伤害。糖尿病最常见的并发症有高血压、高脂血症、动脉粥样硬化、冠心病、糖尿病肾病、糖尿病眼病等，以及由并发症引发的系列更严重的疾病。

糖尿病的发病原因除了有明显的遗传因素外，还有肥胖这一独立危险因素。随着体重的增加，胖胖的身体内都悄悄发生了什么呢？特别是"大腹便便"者（中心性肥胖）。肥胖可导致体内自由基生成增多。临床研究显示，中心性肥胖者存在一系列代谢紊乱如血清胆固醇（TC）、三酰甘油（TG）、低密度脂蛋白（LDL）及载脂蛋白B（apoB）水平均升高，而高密度脂蛋白（HDL）降低。随着血脂的增高，肥胖者体内的自由基产生增多，大量自由基使各器官、组织产生的脂质过氧化物也增多，超过抗氧化系统的清除能力，进一步导致重要器官的损害。

另外研究表明，高血糖状态可使机体抗氧化防御系统能力降低。细胞内足够的半胱氨酸、维生素 A、维生素 B、维生素 C、维生素 E 和硒，是保证充足谷胱甘肽所必需的，谷胱甘肽是细胞对抗自由基损伤的保护剂。肥胖者长期摄入含糖和脂肪较高的精制食物，可以引起硒、锌、维生素 A、维生素 B、维生素 C、维生素 E 等的不足，使细胞中谷胱甘肽水平降低，从而影响细胞的氧化还原能力，使细胞对氧化剂（自由基、脂质过氧化物）的耐受力下降，失去保护，最终引起胰岛 B 细胞肿胀、坏死而诱发糖尿病，并且胰岛的损害也难以修复。有多个研究证明，中心性肥胖者血中还原型谷胱甘肽含量降低，超氧化物含量增多，抗氧化酶类活性降低或被抑制。

糖尿病的病因是综合性的，但都表现为胰岛素绝对或相对不足，1 型糖尿病患者必须终身注射胰岛素，2 型糖尿病患者在必要时也需要注射胰岛素以补充不足，从而控制病情发展。关于硒与糖尿病的研究已有 15 年的历史。1990 年，Ezaki 通过研究表明，硒可以促进实验大鼠的脂肪细胞对葡萄糖的转运。相继有系列研究报道，胰岛素对血糖的控制是通过一系列信号传递实现的，胰岛 B 细胞分泌的胰岛素必须和靶细胞上的受体结合，传导途径才能发挥调节糖脂代谢。硒能启动信号传递，促进细胞对葡萄糖的转运，从而发挥降糖作用。

目前，糖尿病患者补硒的临床研究报道不多，徐州市人民医院苗红英通过研究发现，经测定，糖尿病患者血硒低于健康人。该研究曾对 38 例糖尿病患者血硒水平与健康人进行比较，结果表明，糖尿病患者血硒水平为（0.82 ± 23）μmol/L，健康人为（1.65 ± 0.62）μmol/L。

每天给38例住院糖尿病患者补充400 μg硒（未注明补充持续时间），对比血硒和血糖治疗前后，发现糖尿病患者血硒水平升至1.83 μmol/L，未补充硒的对照组血硒水平为（0.82±0.24）μmol/L；糖尿病患者血糖下降比对照组略明显。

通过查阅资料发现，硒和糖尿病的关系具有两面性。中国疾病预防控制中心营养与健康所董建武等曾发表论文《人体硒需要量与健康领域的机遇和挑战》。文中在"人体摄入过量硒与糖尿病的风险"一节中写道：多数人群横断面调查，尤其是大型人群补硒干预实验均表明，机体摄入过多的硒可能会大大增加患糖尿病的风险，也有例外。人们对美国第三次全国健康调查与营养调查横断面调查数据分析后发现，当血清硒的浓度＞130 μg/L时，罹患糖尿病的风险大大增加。

健康人群额外补充硒达到超营养水平常被用来预防癌症，竟意外发现这样可导致2型糖尿病多发。有研究对1312名受试者双盲补富硒酵母200 μg/d，7年后科研人员发现硒干预组的2型糖尿病发病率高于安慰组；在队列研究中，将受试者补充的硒变为L-蛋氨酸，补充量仍为200 μg/d，另增加两组受试者，一组是硒+维生素E组，一组是单纯补硒组，5年后单纯补硒组糖尿病的发病人数增加。

同时，摄入过量硒与糖尿病风险的动物实验研究也得到支持，实验小鼠同样也发生了葡萄糖耐受不良、高血糖、高胰岛素血症和2型糖尿病。

在另一项硒与妊娠糖尿病的研究中，人们发现处于妊娠期的小鼠被给予高硒饲料喂养后，在妊娠后期至产后两周或其后代16周龄时会出现高胰岛素血症、胰岛素抵抗、葡萄糖耐受不良等。

由以上研究资料说明，糖尿病患者的血硒比健康人低，体内的抗氧化防御系统也相对较低，适当补充硒对控制糖尿病病情、防止或延缓并发症有一定益处，但过量补充硒反而会加重糖尿病病情，尤其对妊娠期糖尿病更要谨慎，过量补充不仅能加重病情，还会引起下一代患糖尿病的风险。

你知道硒还是天然的解毒剂吗

　　我在临床营养治疗工作中，对肿瘤患者抗癌治疗前至少1周就开始补充硒制剂，目的是为了预防和减轻抗癌治疗过程中的不良反应，包括消化道反应（恶心、呕吐）、白细胞减少、肾功能损伤等。如抗癌治疗常用顺铂这种广谱抗癌药，多用于卵巢癌、食道癌、肺癌、甲状腺癌、恶性淋巴癌等。顺铂与肿瘤细胞的DNA结合可引起交叉联结，从而破坏癌细胞DNA的复制和转录，并抑制癌细胞分裂、增殖，是抗癌治疗的常用药。但顺铂是金属铂类化合物，会对消化道、造血系统、肾功能、听神经、神经系统等有不同程度的损伤，若不小心溅到眼睛里，还会损伤角膜、影响视力。并且，癌症患者往往因白细胞下降和免疫功能受损，使抗癌化疗不得不暂时停止。

　　为什么癌症患者在抗癌化疗前一定要开始补充硒制剂呢？因为硒化合物中的硒是带正电荷的非金属离子，与金属离子的结合力很强，可形成金属－硒蛋白复合物，有助于有害的金属离子排出体外，从而减轻金属离子的毒性、缓解金属离子诱发正常细胞癌变以及癌细胞增殖等。华中科技大学徐辉碧教授等人通过研究发现，硒对铅、镉、汞、砷等有害化学物质有很强的拮抗作用，并且对致癌物质黄曲霉素B_1有很强的消除能力。

　　现代随着化学工业的发展，食品污染问题成了危害人体健康的一大难题。1958年，美国海洋生物学家、现代环境保护运动先驱蕾切尔·卡森曾写过一本名叫《寂静的春天》的书，该书是献给百年前有一位化学家艾伯特·施伟策的。书中就警告人类："人类已经失去预见和自制能力，人类自身将摧毁地球并随之而灭亡。"书中沉痛地描写了"由于环境污染使无数城镇的春天之声沉寂下来。湖上的芦苇已经枯萎，也没有鸟儿歌唱（济慈）。我对人类感到悲观，因为它对于自己的利益太过精明。我们对待自然的办法是打击并使之屈服。如果我们不是这样的多疑和专横，如果我们能调整好与这颗行星的关系，并怀感激之心对待它，我们本可以有更好的存活机会"。2012年，我有幸看了北京青年报资深记者魏世平写的一本书名叫《餐桌上隐藏的危险》，说明百年来人们还没有完全觉醒。

　　尽管如此，硒一直在悄悄尽职尽责。科学家们通过研究在不断证明着硒是"无名英雄"。如中国海洋大学硕士研究生王静凤研究发现，海洋贝类动物对重金属具有很高的累积能力，尤其是在污染的海水中，由于缺氧，其累积力增强。若投放有机硒，贝类累积汞的能力会降低，可减轻汞对贝类的污染。又如中国农业大学资源与环境学院袁思莉等在国家自然科学基金项目"硒缓解重金属胁迫和累积的机制"中证实，硒能缓解重金属的胁迫，主要是因为植物体内由硒转化来的相关产物（谷胱甘肽过氧化物酶）产生的生理生化综合作用。谷胱甘肽过氧化物酶利用谷胱甘肽将有毒的过氧化物还原为无毒的物质，清除由重金属引起的自由基，激活更多的谷胱甘肽合成酶，形成更多的重金属–硒蛋白复合物，从而降低重金属毒性以及植物对重金属的吸收。又如，南京财经大学食品科学与工程学院方勇在国家自然科学基金项目"外源硒对水稻籽粒品质和重金属含量的影响"中，对水稻叶面喷施硒肥，测定水稻籽粒硒含量以及营养元素（锌、铁、铜、锰、钙）和有毒重金属（镉、铅、汞、砷）含量。结果表明，与对照组比较，随着硒肥浓度的增加，粳米、米糠和稻壳中的硒含量也增加，其中米糠高于粳米和稻壳；粳米中粗蛋白、锰、锌含量也增加，而籽粒中铅、镉、汞含量明显降低。有多篇研究报道，对草莓、柿子、绞股蓝茶、藤茶、水生西洋菜和葡萄的相同研究也有近似的结论。另外，有一个有趣的研究，即贵阳学院刘燕在"硒对镉、铅交合污染下油菜重金属拮抗的影响"研究中发现，在含钙丰富的土壤中，土壤中的硒很少在油菜的根部累积，而是向茎和叶中累积，这就好像硒是了解人类只吃油菜叶，而不吃根的（真正的机制尚不清楚）。

由此可见，硒是拮抗有毒物质的保护剂，也是天然的解毒剂。硒是保护食品安全的"无名英雄"，你赞成吗？

一个人一天需要多少硒

中国营养学会在"中国居民膳食营养素参考摄入量"中，推荐成人的硒适宜摄入量是50~250 μg/d，最高可耐受量为400 μg/d。这些是通过实验或观察获得的健康群体硒的摄入量，可作为个体硒摄入量的目标值。

1.硒的推荐量数据是怎么来的

这一数据的确定是中国科学家的卓越贡献，国际上采用的标准均采用或参考的是中国数据。中国医学科学院杨光圻教授、夏奕明教授等深入低硒地区，经过多年的干预试验、评价指标和方法等研究，才确定了我国硒的推荐量。其他国家结合本国实际进行校正后采用，如英国硒的推荐量为70 μg/d，加拿大为44~99 μg/d，日本为88 μg/d，新西兰为56 μg/d。至今为止，国际上关于硒的适宜摄入量的研究仍然很少。

2.儿童和青少年的适宜摄入量是多少

目前尚缺少相关研究数据。由于硒是儿童和青少年、孕妇和乳母不可缺少的营养素，所以有关营养专家就采用成人的平均需要量和代谢体重法进行推算，婴幼儿的数据还参考了平均摄入乳汁量中硒的含量进行推算，得出以下参考值（表4）。

表4　健康人硒参考摄入量建议值（μg/d）

年龄	体重（kg）	平均需要量 （EAR）	推荐摄入量 （RNI）	适宜摄入量 （AI）	最高耐受量 （UL）
0	6	–	15	15	55
0.5	9	–	20	20	80
1~3	13	20	25		100
4~6	19	25	30		150
7~10	27	35	40		200
11~13	42	45	55		300
14~17	53	50	60		350
18及以上	60	50	60		400
孕妇（早、中、晚）		+4	+5		400
乳母		+15	+18		400

3.我国居民缺硒吗

至今还没有关于因单纯缺乏硒而患病的调查研究报道，也缺乏全国性普查的数据。在土壤、水和粮食等含硒水平适宜的地区，还没有发现克山病和大骨节病病例，这些病只出现在缺硒的地区。近10年来，中国科学技术大学功能农业研究小组通过对苏州和南京等地细致调查，结果表明这些地区的居民每日硒的摄入量基本在40μg左右。中国科学院南京土壤研究所施卫明通过对过去20多年某地区居民头发中硒含量进行对比，发现该地区居民的发硒在逐年下降，考虑可能是与土壤、粮食中含硒矿物质的减少有关。这可能预示着我国硒缺乏人群的比例正处于上升趋势。

许多研究也证实，克山病区环境均处于低硒状态。如来自克山病区的样本中全血硒、发硒和主粮硒分别低于20ng/g、120ng/g和10ng/g；而来自克山病和非病区交叉地区的样本中全血硒、发硒和主粮硒分别为20~50ng/g、120~200ng/g和10~20ng/g；中国科学院地理研究所对119个县自然带不同类型土壤236个剖面样品、当地居民发硒和粮食含硒量进行测定，均与硒地理分布规律一致，克山病区居民的发硒显著低于非病区。

世界土壤自然硒的含量为0.1~2.0mg/kg，一般含硒量为0.4~2.0mg/kg者属于高硒土壤，含硒量为0.2~0.4mg/kg者属于中硒土壤，含硒量为0.1~0.2mg/kg者属于低硒土壤，含硒量为0.10mg/kg以下者属于极低硒土壤。需要提醒的是，土壤中硒含量的高低只是概念值，不易量化。土壤含硒量是影响粮食和饲料含硒量的基本条件。

世界上高硒土壤主要分布在美国的中西部、加拿大、委内瑞拉、印度、日本以及中国的湖北恩施、陕西紫阳和吉林柳河县。恩施硒中毒区土壤含硒量平均为9.68mg/kg，非中毒区土壤含硒量仅为0.05~0.8mg/kg.

4.人体硒营养状态判断参考值

表5　人体血硒参考值

	全血硒（mg/L）	血浆硒（mg/L）
缺乏危险	＜0.05.	＜0.05
不足	0.05~0.07	0.05~0.65
正常	0.07~0.56	0.65~0.33
过量	0.56~0.76	0.33~0.42
中毒危险	＞0.76	＞0.42

表6　人体硒参考值

	尿硒（mg/L）	发硒（mg/kg）	指（趾）甲硒（mg/kg）
缺乏危险	＜7	＜0.20	＜0.3
不足	7~12	0.20~0.36	0.3~0.45
正常	12~174	0.36~3.6	0.45~4.5
过多	174~263	3.6~5.1	4.5~6.4
中毒危险	＞263	＞5.1	＞6.4

小贴士

1.平均需要量（EAR）

EAR是可满足某一些特定性别、年龄和生理条件的群体中个体对某营养素需要量的平均值。按照这个水平摄入某营养素，可满足50%个体对该营养的需要，但不能满足另外50%个体对该营养素的需要。

2.推荐摄入量（RNI）

RNI是可满足某一些特定性别、年龄和生理条件的群体中大多数（97%~98%）需要量的某种营养素水平，可以满足机体对该营养素的需要，维持组织中有适当的该营养素储备和机体健康，是个体摄入某营养素的目标值。

3.适宜摄入量（AI）

AI是通过实验或观察获得的健康群体某营养素的摄入量，可作为个体营养素摄入量的目标值。其与推荐摄入量近似，往往高于推荐量，因为有些营养素的研究受食物、实验条件和财力等多种因素限制，所以只能依靠实验室数据确定。

4.最高可耐受量（UL）

UL是某营养素平均摄入量的最高限量。一般UL几乎对所有个体均不致损害健康，但不代表此水平对健康有益。在实际应用时，应知道超过推荐摄入量不会对人体健康有益处。

我们应从哪里获得硒，该如何选择

人类获取硒的途径有水、空气和食物，饮用水仅占人体硒摄入量的1%，空气中的硒对人体的影响微不足道，人体获得硒主要依靠食物。

硒的适宜摄入量数据摘录于"中国居民膳食营养素参考摄入量"资料中，应注意"膳食"二字，人类获得营养素均来自食物，经过对食物的煎炸烹调，既享受了色、香、味、形俱全的美味，也获得了各种营养素。市面上有很多琳琅满目的富硒五谷杂粮、富硒蔬菜、富硒水果、富硒茶叶等，也有精准补硒产品，但是外源性补充硒制剂要坚持"十二字方针"，即科学、精准、天然、有机、安全、高效。选择富硒保健食品应根据饮食和生活习惯、经济条件选择质量有保证、企业有信誉的产品。选择硒产品时，一定要仔细阅读产品说明书或营养成分表，以了解含硒量；对照中国营养学会推荐量或因疾病选择硒产品时，应在专业人士指导下选择适宜摄入量。

需要注意的是，硒的补充需要建立在标准化保障和科学指导的基础上，硒不能包治百病，硒制剂可用来作为防病的补充剂，对疾病的治疗具有辅助作用，若需大量补充，一定要医生指导下应用，正所谓"适量有益，多则有害"。下面介绍一些常见食品中硒限量指标具体见表7。

表7　食品中硒限量指标（国家标准GB2762–2005）

项目	含硒量（mg/kg）
粮食	<或=0.3
豆类及其制品	<或=0.3
蔬菜及其薯类	<或=0.1
水果	<或=0.05
禽畜肉类	<或=0.5
肾	<或=3.0
鱼类	<或=1.0
蛋类	<或=0.5
鲜奶	<或=0.03
奶粉	<或=0.15

　　人体内的硒分布在所有组织和细胞中，其分布水平与组织特点、饮食含硒量有关，其中以肾脏、肝脏、胰脏、垂体及毛发含硒量最高，肌肉组织里的硒总量最多，约占人体总量的1/2，骨骼和血相对较低，肾脏和红细胞是人体硒的储存库。

　　营养科学家们为我们提供了常用食物中的含硒量，具体见表8。

表8　含硒丰富的常用食物

食物	含量（μg/100g可食部）	食物	含量（μg/100g可食部）
魔芋精粉	350.15	鸡蛋黄	27.01
猪肾	156.77	豆腐干	23.6
松蘑（干）	98.44	西瓜子	23.44
晋中红蘑	91.79	大蒜（脱水）	19.30
牡蛎	86.64	猪肝	19.21
珍珠白蘑	78.52	大杏仁	27.06
鲜贝	57.35	桂圆（干）	12.40
鸭肝	57.27	猪肉（前肘）	32.48
小黄花鱼	55.20	牛腩	20.34
蘑菇（干）	39.18	猪蹄筋	10.27

食物	含量（μg/100g可食部）	食物	含量（μg/100g可食部）
带鱼	36.57	紫菜（干）	7.22
腰果	34.00	黑豆	6.79
羊肉（肥瘦）	32.20	黄豆	6.36
扁豆	32.00	大蒜（紫皮）	5.54
南瓜子	27.03	小麦胚芽粉	65.20
油面筋	22.80	红花豆	19.05
紫花豆	74.06	芸豆	14.02
银杏	15.40	猪心	14.94
腊肉（生）	23.52	牛肾	70.25
羊肝	17.68	羊肾	58.90
腊羊肉	44.62	驴肉	29.00
鸡肝	18.50	松花蛋	25.24
鹌鹑蛋	25.48	黄鳝	34.56
青鱼	37.69	鲅鱼	48.10
鳗鱼	33.66	丁香鱼	41.24
沙丁鱼	48.95	鲅鱼	51.81
对虾	33.72	海虾	56.41
虾皮	74.43	海米	75.40
海蟹	82.65	河蟹	56.72
梭子蟹	90.96	蛏子	121.20
赤贝	59.97	牡蛎	86.64
贻贝（淡菜干）	120.47	干海参	150.00
水浸海参	5.79	墨鱼干	104.40
鱿鱼干	156.12	墨鱼	39.52

　　需要说明的是，由于取材地域不同，同一食物的硒含量也不同，以上数据可供选择食物时参考。由于篇幅所限，还有很多含硒丰富的水产品并未列出。注意不要用食物成分表中的食物含硒量来评价膳食中硒的供给量，表中的数据仅可作为参考。

主要参考文献

1.中国营养学会.中国居民膳食营养素参考摄入量（2013版）［M］.北京：科学出版社，2013.

2.方允中，顾景范，郭长江.自由基营养学［M］.北京：科学出版社，2016.

3.马静，周晓慧.生物化学［M］.北京：中国医药出版社，2016.

4.王冠军，赫捷.肿瘤学概论［M］.北京：人民卫生出版社，2013.

5.顾景范，杜寿玢，郭长江.现代临床营养学［M］.北京：科学出版社，2009.

6.中国营养学会.中国居民膳食指南（2016）［M］.北京：人民卫生出版社，2016.

7.李发琦，司良毅.老年医学［M］.第二版.北京：科学出版社，2008.

8.谭仁祥.植物成分功能［M］.北京：科学出版社，2003.

9.耿增超，戴伟.土壤学［M］.北京：科学出版社，2011.

10.国际老年痴呆协会中国委员会.关注老年期痴呆［M］.郑州：河南大学出版社，2009.

11.杨月欣，王光亚，潘兴昌.中国食物成分表（2002）［M］.北京：北京大学医学出版社，2002.

12.葛可佑.中国营养科学全书［M］.北京：人民卫生出版社，2004.

附录　国外硒相关研究近况

文献一

参考文献

Polyzos SA, Kountouras J, Goulas A, et al. Selenium and selenoprotein P in nonalcoholic fatty liver disease［J］.Hormones（Athens）, 2020, 19（1）: 61–72.

说明

·此文献出自于《Hormones》（国际内分泌代谢杂志，主要针对内分泌学和代谢紊乱的所有领域），标题为《硒和硒蛋白P与非酒精性脂肪肝病》。

·实验数据表明，硒对肝脂肪变性、炎症和纤维化具有有益作用。并且，硒通过增加谷胱甘肽过氧化物酶的活性，从而对肝脏产生抗氧化作用，其消耗有助于肝炎和纤维化的发病机制。

文献二

参考文献

Dhingra S, Bansal MP.Attenuation of LDL recept or gene expression by selenium deficiency during hypercholesterolemia［J］.Molecular & Cellular Biochemistry, 2006, 282（1–2）: 75–82.

说明

·此文献出自于《Molecular & Cellular Biochemistry》（国际卫生与疾病化学生物学杂志），标题为《对于高胆固醇的患者，硒缺乏会衰弱LDL（低密度脂蛋白）受体基因》。

·研究表明，微量元素硒的缺乏与高胆固醇息息相关。本研究旨在通过对高胆固醇SD雄性大鼠的实验，来确定硒缺乏对低密度脂蛋白受体活性与其mRNA表达的影响。

·研究结果表明，硒缺乏会使低密度脂蛋白受体活性降低，从而使低密度脂蛋白升高。

文献三

参考文献

Bahmani F，Kia M，Soleimani A，et al.The effects of seleniumsupplementation on biomarkers of inflammation and oxidative stress in patients with diabetic nephropathy：a randomised，double-blind，placebo-controlled trial［J］.Br J Nutr，2016，116（7）：1222-1228.

说明

·此文献出自于《BritishJournalofNutrition》（英国营养学杂志，成立于1947年，由全球顶级学府剑桥大学出版），标题为《通过随机、双盲、安慰剂控制实验研究补硒对糖尿病性肾炎患者炎症的生物标志物与氧化应激的影响》。

·在当前的研究中，糖尿病性肾炎患者补充硒后没有观察到任何副作用。

·研究结果表明，每日200微克剂量的硒可为糖尿病型肾炎患者提供有利的潜力治疗。

文献四

参考文献

Hiffler L，Rakotoambinina B.Selenium and RNA viruses interactions：potential implications for SARS-CoV-2 infection（COVID-19）［J］.Frontiers in Nutrition，2020（7）：164.

说明

·此文献出自于《Frontiers in Nutrition》（由超过10万名顶级研究人员的编辑委员会领导和同行评审，是世界上规模最大、引用率最高的出版商之一），标题为《硒和RNA病毒的相互作用：对SARS-CoV-2感染的潜在影响》。

·有充分证据表明，硒的缺乏与感染RNA病毒的易感性（发展严重的疾病）相关。同时，在重症风险的人群中（尤其老年人），血硒含量普遍偏低。

·文献结论指出，硒缺乏环境下会促使RNA病毒突变、复制和加大毒性。硒作为NF-kB抑制剂，可作为免疫调节和抗炎的微量营养素。此外，硒会降低新型冠状病毒（SARS-CoV-2）对血管内皮细胞和血小板聚集的不利影响。

·文献结尾处提到，实施预防性硒补充，特别是在老年人群中，是一种健全、安全可行的策略，硒在新型冠状病毒肺炎（COVID-19）疾病谱中的多效作用可能成为人类健康的重要研究课题。

文献五

参考文献

https：//ods.od.nih.gov/factsheets/Selenium-HealthProfessional/#h6.

说明

·此文献出自于National Institute of Health（国立卫生研究院，NIH） 是美国最高水平的医学与行为学研究机构，初创于1887年。NIH在近几十年取得的研究成果极大地改善了人类的生命健康状况。

·硒缺乏可导致体内生化变化，这会使承受额外压力（如病毒感染）的人群更容易患某些其他疾病。

·世界上硒摄入最低的人群在中国的某些地区，那里有很大比例的人口以素食为主，土壤的硒含量非常低。

·硒在以下疾病发挥作用：癌症、心血管疾病、认知能力下降和甲状腺疾病。

文献六

参考文献

https：//seleniumfacts.com/index.php/selenium-and-patients-with-autoimmune-thyroid-disease.

说明

·此文献出自于"Selenium Facts（硒事实）"网站。该网站主要在PubMed中搜索关于补充硒随机对照试验的文章，并总结试验方法、结果和结论，以提供有关硒补充的事实信息。其标题为《硒与自身免疫性甲状腺疾病患者》。

·硒维持在充足状态对于拥有健康良好的甲状腺是必要的。基于对1911名受实试患者的数据分析，研究结果具有统计意义关联。

·与安慰剂治疗对比，补充硒后，血清游离FT_3和FT_4水平下降，抗甲状腺过氧化物酶抗体水平降低。

·研究结果表明，血硒水平对自身免疫性甲状腺患者有相当大的影响，应考虑补硒。

文献七

参考文献

https：//seleniumfacts.com/index.php/serum-selenium-status-and-cancer.

说明

·此文献来自于"Selenium Facts（硒事实）"网站，标题为《血硒水平与癌症风险》。

·2016年，69项观察性研究分析表明，硒摄入的不同程度对不同类型的癌症有不同的影响。硒摄入与降低乳腺癌、肺癌、食道癌、胃癌和前列腺癌的风险有关。

·2011年，一项研究分析调查了硒补充对癌症预防的作用。该研究有证据表明，在低基线血硒水平和癌症高位人群中，单独补充硒可预防癌症。

文献八

参考文献

［1］Hurst R，Hooper L，Norat T，et al.The association betwween

selenium and prostate cancer: a systematic review and meta-analysis. Asian Pacific Journal of Cancer Prevention, 2012, 96（1）: 111-22.

［2］https: //seleniumfacts.com/index.php/serum-selenium-status-and-cancer-risk.

说明

·此文献出自于《Asian Pacific Journal of Cancer Prevention》（亚太癌症预防杂志，为广泛发表癌症科学领域论文的月刊），标题为《硒与前列腺癌的关系：系统评价和荟萃分析》。

·该荟萃分析表明，硒对前列腺癌的发展及其进展到晚期有保护作用。

·建议通过补充硒来预防前列腺癌。

·2012年，在对12项研究的系统评价和荟萃分析中，共有13254名参与者和5007例前列腺癌病例，最终发现前列腺癌患病风险随血硒水平的增加而降低。

文献九

参考文献

［1］He D, Wang Z, Huang C, et al.Serum selenium levels and cervical cancer: systematic review and meta-analysis. Biological Trace Element Research, 2017（179）: 195-202.

［2］https: //seleniumfacts.com/index.php/serum-selenium-status-and-cancer-risk.

说明

·此文献出自于《Biological Trace Element Research》（生物微量元

素研究，是微量元素的生物学、环境和生物医学作用的新兴跨学科研究领域的期刊），标题为《血硒水平与宫颈癌：系统评价和荟萃分析》。

·研究结论表明，血硒水平与宫颈癌相关，硒是宫颈癌保护的因素之一。

·宫颈癌患者的血硒水平显著低于常人（对照组）。

文献十

参考文献

https：//seleniumfacts.com/index.php/selenium-supplementation-and-male-infertility.

说明

·此文献标题为《硒与男性不育》。

·临床研究表明，每天补硒可提高男性的生育能力。

·硒对精子功能和男性生育能力至关重要

·充足的血硒状态与提高精子质量和精子活力有关

·研究结论表明，补充硒和维生素E可改善精液质量，并对精子活力有益处。